大医传承文库·名老中医带教问答录系列

韦企平带教问答录
——病证结合论治疑难眼病

主编　韦企平　孙艳红

U0200814

全国百佳图书出版单位
中国中医药出版社
·北京·

图书在版编目（CIP）数据

韦企平带教问答录：病证结合论治疑难眼病 / 韦企平，孙艳红主编 . -- 北京：中国中医药出版社，2025.1. -- （大医传承文库）.

ISBN 978-7-5132-9245-0

Ⅰ . R276.7

中国国家版本馆 CIP 数据核字第 2024EY0923 号

中国中医药出版社出版

北京经济技术开发区科创十三街 31 号院二区 8 号楼

邮政编码　100176

传真　010-64405721

廊坊市佳艺印务有限公司印刷

各地新华书店经销

开本 710×1000　1/16　印张 10　字数 156 千字

2025 年 1 月第 1 版　2025 年 1 月第 1 次印刷

书号　ISBN 978 – 7 – 5132 – 9245 – 0

定价　49.00 元

网址　www.cptcm.com

服 务 热 线　010-64405510

购 书 热 线　010-89535836

维 权 打 假　010-64405753

微信服务号　zgzyycbs

微商城网址　https://kdt.im/LIdUGr

官 方 微 博　http://e.weibo.com/cptcm

天猫旗舰店网址　https://zgzyycbs.tmall.com

《韦企平带教问答录——病证结合论治疑难眼病》
编委会

主　编　韦企平　孙艳红

副主编　王慧博　李蔚为

编　委（按姓氏笔画排序）

王　哲　　王红森　　王淑静　　朱成义

伊　琼　　苏　艳　　李　能　　杨昌璐

来　坚　　何　萍　　张　骏　　夏燕婷

钱丽君　　高　颖　　郭宣辰　　曹京源

梁子钰　　董叶青　　窦　豆　　廖　良

《大医传承文库》
顾　问

顾　问（按姓氏笔画排序）

丁　樱	丁书文	马　骏	王　烈	王　琦	王小云	王永炎
王光辉	王庆国	王素梅	王晞星	王辉武	王道坤	王新陆
王毅刚	韦企平	尹常健	孔光一	艾儒棣	石印玉	石学敏
田金洲	田振国	田维柱	田德禄	白长川	冯建华	皮持衡
吕仁和	朱宗元	伍炳彩	全炳烈	危北海	刘大新	刘伟胜
刘茂才	刘尚义	刘宝厚	刘柏龄	刘铁军	刘瑞芬	刘嘉湘
刘德玉	刘燕池	米子良	孙申田	孙树椿	严世芸	杜怀棠
李　莹	李　培	李曰庆	李中宇	李世增	李立新	李佃贵
李济仁	李素卿	李景华	杨积武	杨霓芝	肖承悰	何立人
何成瑶	何晓晖	谷世喆	沈舒文	宋爱莉	张　震	张士卿
张大宁	张小萍	张之文	张发荣	张西俭	张伯礼	张鸣鹤
张学文	张炳厚	张晓云	张静生	陈彤云	陈学忠	陈绍宏
武维屏	范永升	林　兰	林　毅	尚德俊	罗　玲	罗才贵
周建华	周耀庭	郑卫琴	郑绍周	项　颗	赵学印	赵振昌
赵继福	胡天成	南　征	段亚亭	姜良铎	洪治平	姚乃礼
柴嵩岩	晁恩祥	钱　英	徐经世	高彦彬	高益民	郭志强
郭振武	郭恩绵	郭维琴	黄文政	黄永生	梅国强	曹玉山
崔述生	商宪敏	彭建中	韩明向	曾定伦	路志正	蔡　淦
臧福科	廖志峰	廖品正	熊大经	颜正华	禤国维	

总 前 言

名老中医经验是中华医药宝库里的璀璨明珠，必须要保护好、传承好、发扬好。做好名老中医的传承创新工作，就是对习近平所提出的"传承精华，守正创新"的具体实践。国家重点研发计划"基于'道术结合'思路与多元融合方法的名老中医经验传承创新研究"项目（项目编号：2018YFC1704100）首次通过扎根理论、病例系列、队列研究及数据挖掘等定性定量相结合的多元融合研究方法开展名老中医的全人研究，构建了名老中医道术传承研究新范式，有效地解决了此前传承名老中医经验时重术轻道、缺乏全面挖掘和传承的方法学体系和研究范式等问题，有利于全面传承名老中医的道术精华。

在项目组成员共同努力下，最终形成了系列专著成果。《名老中医传承学》致力于"方法学体系和范式"的构建，是该项目名老中医传承方法学代表作。本书首次提出了从"道"与"术"两方面来进行名老中医全人研究，并解析了道术的科学内涵；介绍了多元融合研究方法，阐述了研究实施中的要点，并列举了研究范例，为不同领域的传承工作提供范式与方法。期待未来更多名老中医的道术传承能够应用该书所提出的方法，使更多名老中医的道术全人精华得以总结并传承。本书除了应用于名老中医传承，对于相关领域的全人研究与传承也有参考借鉴作用。基于扎根理论、病例系列等多元研究方法，项目研究了包括国医大师、院士、全国名中医、全国师承指导老师等在内的 136 位全国名老中医的道与术，产出了多个系列专著。在"大医传承文库·对话名老中医系列"中，我们邀请名老中医讲述成才故事、深入解析名老中医道术形成过程，让读者体会大医精诚，与名老中医隔空对话，仿佛大师就在身边，领略不同大医风采。《走近国医》由课题组负责人、课题组骨干、室站骨干、研究生等组成的编写团队完成，阐述从事本研究工作中的心得体会，展现名老中医带给研究者本人的收获，以期从侧面展现名老中医的道术风采，并为中医科研工作者提供启示与思考。《全国名老中医效方名论》汇集了 79 位全国名老中医的效方验方名论，是每位名老中医擅治病种的集中体现，荟萃了名老中医本人的道术大成。"大医传承文库·疑难病名老中医经验集萃系列"荟萃了以下重大难治病种著作:《脑卒中全国名老中医治验集萃》《儿科病全国名老中医治验集萃》《慢性肾炎全国名老中医治验集萃》《慢性肾衰竭全国名老中医治验集萃》《2 型糖尿病全国名老中医治验集萃》《慢性肝病全国名老中医治验集萃》《慢性阻塞性肺疾病全国名老中医治验集萃》《免疫性疾病全国名老中医治验集萃》《失眠全国名老中医治验集萃》《高血压全国名老中医治验集萃》《冠心病全国名老中医治验集萃》《溃疡性结肠炎全国名老中医治验集萃》《胃炎全国名老中医治验集萃》《肺癌全国名老中医治验集萃》《颈椎病全国名老中医治验集萃》。这些著作集中体现了名老中医擅治病种的精粹，既包括学术思想、学术观点、临证经验，又有典型病例及解读，可以从书中领略不同名老中医对于同一重大难治病的不同观点和经验。"大医传承文库·名老中医带教问答录系列"通过名老中医与带教弟子一问一答的形式，逐层递进，层层剖析名老中医诊疗思维。在师徒的一问一答中，常见问题和疑难问题均得以解析，读者如身临其境，深入领会名老中医临证思辨过程与解决实际问题的思路和方法，犹如跟师临证，印象深刻、领悟透彻。"大医传承文库·名老中医经验传承系列"在扎根理论、处方挖掘、典型病例等研究结果的基础上，生动还原了名老中医的全人道术，既包含名老中医学医及从医过程中的所思所想，突出其成才之路，充分展现了其学术思想形成的过程及临床诊疗专病的经验，又讲述了名老中医的医德医风等经典故事，总结其擅治病种的经验和典型医案。"大医传承文库·名老中医特色诊疗技术系列"展示了名老中医的特色诊法、推拿、针灸等特色诊疗技术。

期待以上各个系列的成果，为读者生动系统地了解名老中医的道术开辟新天地，并为名老中医传承事业做出一份贡献。

以上系列专著在大家协同、团结奋斗下终得以呈现，在此，感谢科技部重点研发计划的支持，并代表项目组向各位日夜呕心沥血的作者团队、出版社编辑人员一并致谢!

总主编　谷晓红

2023 年 3 月

前　言

　　韦企平教授为著名中医眼科世家韦氏眼科第四代学术继承人，现任北京中医药大学东方医院眼科主任医师、教授，博士研究生导师，同时担任第四批、第五批、第六批北京中医药传承"双百工程"指导老师，以及第五批、第六批、第七批全国老中医药专家学术经验继承工作指导老师，省级中医眼科名医培养工程的指导和带教老师。2021年，韦企平教授获得"首都国医名师"称号。

　　秉持着"医以济世，术贵乎精"的理念，韦企平教授从事中医眼科临床40余年，临证中注重中西医优势互补，将西医检查手段作为中医四诊的延伸，将眼底辨证与全身辨证相结合，形成了"中西互参、病证结合"的诊断思路。其擅长中西医结合诊治，针药并用治疗各种外障眼病及疑难内障眼病，尤其是各种视神经疾病，使众多低视力者和"盲人"重见光明，深受广大眼病患者信任和好评。韦企平教授在临床、科研及教学方面均取得了诸多成就，并在中医和西医眼科学术界赢得了广泛的尊敬。

　　韦企平教授作为"燕京韦氏眼科学术流派传承工作室"的负责人，截至2023年11月，在海内外已建立了15家传承工作站，培养了76名学术传承人，其中，多位学术传承弟子已经成长为当地的中青年名中医和学术带头人，传承和发扬着韦氏眼科学术思想。

　　继承与创新是中医发展的两大主题。为了进一步传承和发扬韦企平教授的学术思想和临证经验，本书以国家重点研发计划"基于'道术结合'思路与多元融合方法的名老中医经验传承创新研究"项目为契机进行编写。患者是医生最好的老师。本书以韦企平名中医临床真实、有效的案例为基础，采用师徒问答的形式，由韦企平教授亲自解析临证典型案例，从道、术两方面展现名老中医思维过程，指导学生养成良好的诊疗习惯，并善于提出临床问题。

本书分上下两篇。上篇为医案点评，共收集临床效案18则，涵盖常见的外障及内障眼病，以真实案例为研究对象，通过师生问答，层层挖掘医案背后的病因病机、诊疗思维、组方特点、识脉辨证等内容。下篇为师徒对话，将韦老在名医之路上的感想体会及弟子在学习过程中遇到的问题，通过师生访谈的形式，答疑解惑，为后学的成长指明方向，树立标杆。希望本书的出版能够为临床医生及广大中医学子开拓思路、启迪思维。本书编写组也恳切希望听到大家反馈的声音，共同讨论，在中医的春天里，让中医眼科最大限度地为人类光明事业服务。

本书为国家重点研发计划"基于'道术结合'思路与多元融合方法的名老中医经验传承创新研究"（项目编号：2018YFC1704100）课题一"名老中医经验挖掘与传承的方法学体系和范式研究"（课题编号：2018YFC1704101）的研究成果，受到科技部及北京康仁堂药业有限公司的资助，在此一并致谢！

本书编委会
2024 年 5 月

目 录

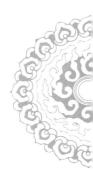

上篇 医案点评

下篇　师徒对话

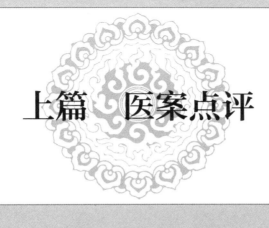

上篇　医案点评

第一章　外障眼病案例

消肿散结丸治疗睑腺炎案

【医案】

患者于某。性别：女。年龄：3岁。

初诊：2016 年 11 月 10 日。

主诉：右眼反复红肿 2 个多月，加重 2 天

现病史：2 个多月前患儿右眼反复红肿发作，近 2 天红肿加重，并伴有轻微疼痛，使用眼药水后无好转，遂来诊。

刻下症：右眼上睑轻度红肿，触之略有压痛。纳差偏食，便干，睡眠尚可。舌淡红有齿痕，苔薄黄，脉滑数。

眼部检查：右眼上睑皮肤微红肿，可触及麦粒样大硬结，触压时有轻度压痛，局部睑结膜充血，隐见脓点，未破溃。余眼部未见异常。

西医诊断：右眼内睑腺炎。

中医诊断：右眼针眼（脾胃伏热）。

治法：清热消肿，健脾化痰。

方药：金银花 6g，连翘 3g，野菊花 3g，浙贝母 6g，玄参 3g，牡丹皮 3g，鸡内金 6g，白僵蚕 3g，陈皮 3g，清半夏 3g，皂角刺 3g，生甘草 3g，神曲 6g。14 剂，水煎服，每日 2 次。局部用妥布霉素眼药膏。

二诊：2016 年 11 月 24 日。

患儿大便调畅，纳食增加，右眼上睑红肿消退，硬结明显缩小，脓点消失。

方药：上方去皂角刺、野菊花，继服 7 剂后，右眼上睑硬结消失。

【师徒评案】

学生： 老师，睑腺炎和麦粒肿是同一种疾病吗？

老师： 嗯，睑腺炎和麦粒肿实际上是指同一种疾病。睑腺炎是眼睑腺体的急性感染性病变，睫毛毛囊或附属的皮脂腺感染称为外睑腺炎，睑板腺感染则称为内睑腺炎。本病初起时，眼睑有红、肿、热、痛的急性炎症表现，可触及硬结，严重者疼痛明显，拒按，3～5 天后，红肿逐渐局限，硬结软化成脓，最终溃破溢出脓液，症状全消。由于眼睑的硬结形似麦粒，因此该病又称为麦粒肿，也称针眼，是临床上常见的眼睑疾病。

学生： 老师，说到针眼好像就比较熟悉了。一般针眼都是急性炎症，这个孩子为什么 2 个多月都没有好呢？

老师：《诸病源候论·目病诸候·针眼候》中有"此由热气客在眦间，热搏于津液所成。"《证治准绳·杂病·七窍门》中提到，"犯触辛热燥腻风沙火"或"窍未实，因风乘虚而入"。一般麦粒肿的发病，多由风热毒邪客于胞睑或脾胃蕴积热毒，上攻胞睑所致，在这种情况下，病程往往较急，风热毒邪被控制后可以迅速好转。但若余邪未清或脾气虚弱，卫外不固，复感风热之邪，正虚邪留，就会导致本病反复发作，此愈彼起，经久难消，尤其是儿童，脏腑娇嫩，形气未充，脾常不足，更易出现双眼反复交替发作的情况。

学生： 老师，这个患儿就是右眼硬结及红肿反反复复，迁延不愈，我们应该如何辨证呢？

老师： 这个病例所有症状都不重，但红、肿、痛三症俱全，局部有脓头但未破溃，舌苔薄黄，脉数，提示有脾胃热盛上攻之证。病程已有 2 个多月，反复发作，一直不愈，舌有齿痕，可见正气虚损，正虚邪留，所以治疗时既要清热消肿，又要顾护脾胃，散邪消滞，防止复发，用的是经验方消肿散结丸加减。方中金银花、连翘能清热解毒、消痈散结，故为主药；玄参清热凉血、解毒散结，野菊花清热解毒、疏风散瘀，共为辅药；牡丹皮苦寒，清利营分和血分的实热，散瘀消痈。五药合用，消红散结止痛。皂角刺辛散温通，药力锐利，能直达病所。审标求本，小儿脏腑幼嫩，消化力弱，脾胃运化失常为本，患儿反复发作，应以调理脾胃，消食导滞治其本，陈皮、清半夏、浙贝母、鸡内金、僵蚕化痰散结软坚，且鸡内金与神曲、生甘草合用健脾运中焦，以防寒药祛邪的同时伤及后天之本。生甘草更有解毒及调和诸药之功。

学生： 老师，治疗"针眼"为什么要调理脾胃？

老师：《审视瑶函·五轮不可忽论》中提到，"夫目之有轮，各应乎脏，脏有所病，必现于轮，势必然也……大约轮标也，脏本也。轮之有证，由脏之不平所致，未有标现证，而本不病者"。眼睑又名胞睑，胞睑内应于脾，在五轮学说中属肉轮，脾与胃相表里，故其病变常与脾胃有关。胞睑红肿痒痛，多属脾经风热；胞睑红肿不甚，反复发生针眼者，多属脾虚，余热未尽。中医从整体观念出发，"治病必求于本"，本病脾胃运化失常为本，脾胃的调理是关键。脾胃是后天之本，气血生化之源，脏腑经络之根，是人体赖以生存的仓廪。同时，脾胃又有保卫机体、抗邪防病之功，在疾病的预防和治疗上起着重要作用。在治疗过程中，应时时注重扶助胃气，只有胃气强，谷气旺，脾气盛，运化健，气血旺盛，化源充足，正气充盈，才能缩短疗程，提高治愈率，降低复发率。

学生： 老师，您在治疗针眼时常用皂角刺，这是为什么呢？

老师： 在治疗针眼时，很多眼科名师如陆南山、祁宝玉等均喜欢在方中使用"皂角刺"。皂角刺性味辛温，归大肠经和肺经，具有消肿排脓、祛风杀虫、开闭、利气散结、通窍醒神的功效。其辛散温通，药力锐利，能直达病所，据《本草汇言》所述："凡痈疽之未成者，能引之以消散；将破者能引之以出头；已溃者能引之以行脓。"该药治疗针眼，将溃者可托毒排脓，未溃者有消散之功。

【传承心得体会】

睑腺炎是胞睑疾病，韦老师在治疗这类疾病时，注重"治病必求于本"，顾护脾胃，使脾胃正气充实，从而消除麦粒肿复发的内在因素。韦老师的经验方消肿散结丸中，黄连清脾胃积热；夏枯草清肝散结；金银花、野菊花清热解毒；牡丹皮凉血、散血分瘀热；陈皮、清半夏、茯苓、生甘草、鸡内金健脾理气和中。诸药合用，共奏清解脾胃伏热、扶正祛邪之功。另外，韦老师在此病的初期也会取穴耳尖，局部酒精消毒后，用三棱针点刺出血，每日1次，有较好的辅助效果。

睑腺炎虽看似小病，但却有双眼反复发病的情况，此起彼伏，有的患者即使经过多次手术仍会复发，在幼童发病时，他们常难以配合治疗，尤其是反复手术，家长也会感到着急和心疼。故韦老师每每在看病之余，常常嘱咐家长注意养护小儿脾胃，不宜挑食，饮食应以富有营养、多样化、易消化为主，并养成良好的卫生习惯，以减少此病的发生。手术终究是治标之策，不可以此为主。

与睑腺炎相似的还有霰粒肿，其病位同在胞睑，为慢性肉芽肿性炎症，病程更长，眼睑也可触及结节，但无红、热、痛之症，多需要手术治疗。小儿痛苦，家长无奈。韦老师认为异病同治，亦可通过调整脾胃功能，辨证施治。

桑菊增液汤治疗干眼案

【医案】

患者邓某。性别：女。年龄：49岁。

初诊：2011年9月15日。

主诉：双眼干涩不适间断发作6年。

现病史：患者6年间双眼干涩、异物感，曾多次就诊，诊断为干眼病，长期予玻璃酸钠滴眼液点眼治疗，效果不明显。为求中医治疗，前来就诊。

刻下症：眼干涩，异物感，口干咽燥，烦躁易怒。眠差，纳可，二便调。舌暗红干燥，苔薄，脉细。

眼部检查：

视力：右眼 1.0，左眼 1.0。眼压：右眼 16mmHg，左眼 14mmHg。Schirmer Ⅰ 试验（即泪液分泌试验）：右眼 5mm/5min，左眼 4mm/5min。BUT（即泪膜破裂时间，全称为"tear break-up time"）≤ 5 秒。角膜荧光染色（－）。眼前节及眼底检查未见异常。

西医诊断：双眼干眼症。

中医诊断：双眼白涩症（肺阴不足，虚火扰心）。

治法：滋阴清热，宁心安神。

方药：桑菊增液汤加减。生地黄 15g，麦冬 10g，石斛 10g，北沙参 15g，玄参 10g，枸杞子 10g，桑叶 10g，菊花 10g，百合 15g，远志 10g，炒酸枣仁 20g。14 剂，水煎服，每日 2 次。局部继续滴用玻璃酸钠滴眼液。

二诊：2011 年 10 月 6 日。

眼干涩减轻，口干消失，睡眠转好。舌红，苔薄，脉细。

眼部检查：

视力：右眼 1.0，左眼 1.0。眼压：右眼 17mmHg，左眼 16mmHg。Schirmer Ⅰ 试验：右眼 10mm/5min，左眼 10mm/5min。BUT：双眼 6 秒。角膜荧光染色（－）。其余检查未见异常。

方药：上方去远志、炒酸枣仁。14 剂，水煎服，每日 2 次。

三诊：2011 年 10 月 20 日。

眼干、异物感消失。

眼部检查：

视力：右眼 1.0，左眼 1.0。眼压：右眼 16.2mmHg，左眼 15.1mmHg。Schirmer Ⅰ 试验：右眼 14mm/5min 左眼 10mm/5min，左眼 15mm 左眼 10mm/5min。BUT：右眼 8 秒，左眼 9 秒。其余检查未见异常。

方药：原方继服 14 剂后停药。

【师徒评案】

学生：老师，近年来眼干不适的患者在门诊中很常见，您能介绍一下眼干和干眼症的关系吗？

老师：眼干不适是眼科常见症状，不注意用眼卫生或长时间看视频、阅读都可能导致暂时性的眼干感，但无干眼的相关眼表体征，且只要休息或短暂应用人工泪液就能缓解。干眼症简称干眼，是眼科最常见的眼表疾病，中医眼科称为"白涩症"（见后述）。干眼是由泪液的质、量及动力学异常导致的泪膜不稳定或者眼表微环境失衡，可伴有眼表炎性疾病、组织损伤及神经异常，造成眼部多种不适症状和（或）视功能障碍。干眼引起的眼干感、异物感、灼热感或不适感等症状明显影响了患者的工作和生活，目前已引起中医和西医眼科同道的共同关注和重视。另有一种以干燥性角膜结膜炎、口腔干燥，合并风湿性关节炎为主要表现的自身免疫性疾病，称为干燥综合征。

学生：老师，干眼如何诊断和治疗？

老师：首先应了解西医对干眼的诊断标准：

1. 有干涩感、异物感、烧灼感、疲劳感、不适感、视力波动等主观症状之一，且 BUT ≤ 5 秒或 Schirmer Ⅰ 试验（无表面麻醉）≤ 5mm/5min，可诊断为干眼。

2. 上述主观不适症状之一，且 5 秒＜ BUT ≤ 10 秒或 5mm/5min ＜ Schirmer Ⅰ 试验（无表面麻醉）≤ 10mm/5min，同时有角结膜荧光素染色（＋），亦可诊断为干眼。

该病针对病因治疗是关键，如控制眼表慢性炎症，治疗睑板腺功能障碍等。对于难以明确病因的患者，缓解干眼症状是治疗的首要目标。干眼大致可分为五类：水液缺乏型干眼、脂质异常型干眼、黏蛋白异常型干眼、泪液动力学异常型干眼、混合型干眼。根据具体病情可选择泪液补充、刺激分泌、眼睑清洁、抗炎、脂质替代治疗、雄激素应用及免疫抑制剂滴眼等。对于药物治疗无效者可行泪小点栓塞术，其他如纳米给药装置、药物浸泡角膜接触镜等可取代频繁长期点药的新型给药装置也正在研究和完善中。

学生：老师，中医如何认识和辨证论治干眼？

老师：中医将干眼归属于"白涩症""干涩昏花"或"神水将枯"。肝开窍于目，泪为肝之液，即肝在液为泪；肺为水之上源，涕为肺之液；肾为主水之脏，唾为肾之液；脾主运化水湿，涎为脾之液。因此本病的发生与肺、肝、肾、脾关系密切。

本例患者肺阴不足，目失濡润，故双眼干涩灼痒、频频眨目，伴口干咽燥；虚火壅滞，燥热扰心，故白睛淡红，烦躁易怒，夜不能寐。苔薄少津，脉细弱，均为肺阴不足之候。用经验方桑菊增液汤加减以养阴润肺、宁心安神。方中主药为生地黄、麦冬、玄参喻"助水行舟"之义；石斛、枸杞子、北沙参养阴清肺、益胃生津；桑叶、菊花清肝明目、养阴润燥，既引药上行目窍，清利眼表燥热，又克制养阴药物的滋腻；生地黄在滋阴的同时，又可清热凉血；百合滋阴润肺、清心除烦，配远志、炒酸枣仁，亦可宁心安神。本方在调节神经和免疫功能，促进泪腺细胞及杯状细胞的分泌功能，增强泪膜的稳定性方面均有所建树。

学生：老师，本例患者有经常失眠的症状，这与干眼有关吗？

老师：的确有研究发现，睡眠不良与干眼有相关性，睡眠异常可以与干眼互为因果。睡眠障碍会使患者副交感神经兴奋性降低，泪液的分泌和睑板腺的分泌都会减少。相反，干眼患者在睡眠时会因眼部不适，甚至刺痛或异物感，导致睡眠质量下降，从而形成恶性循环。因此，我们在临床工作中，也要综合考虑患者全身情况，不要只关注某个症状。本例就诊时为七七之年，激素水平的变化、不规律的生活作息及不良用眼习惯等多种因素都会影响干眼的发生及其严重程度。本例遣方用药时，所选生地黄、石斛、枸杞子可滋补肺、肝、肾三脏之阴精，合用百合清心除烦，远志、炒酸枣仁宁心安神以改善失眠状况。同时，嘱患者注意作息规律，尽量减少使用电子产品，不要熬夜看手机和电脑，努力提高睡眠质量。生活习惯的改变与药物治疗相辅相成，以达良效。

【传承心得体会】

中医称干眼为"白涩症"，眼目的滋润尤其需要依赖于脾的传输、肺的宣降和肾的蒸腾气化，治疗中应当重视肺、脾、肾三脏的调理。桑菊增液汤是韦老师治疗该病的经验方之一，主要针对肝肺风热，肝阴不足的睑板腺功能障碍伴发蒸发过强型干眼，具有养阴增液、清肝明目的功效。主药生地黄、麦冬、玄参三味组成增液汤，源自《温病条辨》，原方药量较大，重用质润多汁偏寒之品，意在攻下润燥通便，而韦老师用此方旨在补液，即"增水行舟"。又加石斛、枸杞子以滋肺、胃、肝、肾诸脏之阴精，濡养目珠，为辅药；桑叶、菊花为对药，归肺、肝、肾三经，可清肝明目、清肺润燥，且桑、菊味甘苦疏散，轻清上扬，既防止诸阴药之滋腻凉遏，又引诸凉药上达目窍、眼表；牡丹皮清热凉血、活血散瘀，滋养目睛；加薄荷辛凉发散清热、通窍透疹，兼能祛除眼睑皮肤瘙痒。全方有效缓解干眼引起的眼干涩、眼痒、磨痛、异物感、眼睑发黏、睑缘发红兼有分泌物等症状，为干眼这一近年来颇受关注的眼表疾病提供治疗参考。

在干眼的治疗中，韦老师除了使用经验方内服外，还常建议患者用中药进行眼部熏蒸。对于症状较重的患者，还可以配合针刺治疗，既便捷又有效。针刺或针刺联合熏灸可刺激或激发泪液分泌，增强泪膜稳定性，从而缓解干眼症状。针刺主要取穴包括睛明、丝竹空透鱼腰、攒竹、四白、合谷、阳陵泉、三阴交等穴位，也可配合雷火灸协同增效。

疏风祛痒饮治疗变应性结膜炎案

【医案】

患者张某。性别：男。年龄：41岁。

初诊：2017年4月13日。

主诉：双眼红痒、有黏丝状分泌物反复发作5年。

现病史：患者双眼红痒反复发作5年，多为春季发作，伴有明显的黏丝状分泌物，诊断为"双眼过敏性结膜炎"，先后使用富马酸依美斯汀滴眼液、盐酸奥洛他定滴眼液或妥布霉素/地塞米松滴眼液等局部点眼治疗，眼痒症状时好时坏，遂来就诊。

刻下症：眼痒，眼红，眼干，口干咽燥。眠佳，二便调。舌淡苔腻，脉细。

眼部检查：

矫正视力：右眼 1.0，左眼 1.0。眼压：右眼 14.3mmHg，左眼 15.1mmHg。双眼结膜充血明显，结膜囊可见黏丝状分泌物，上睑结膜可见铺路石样乳头增生。角膜清，KP（即角膜后沉着物，全称为"keratic precipitates"）（－）。Tyn（即光散射现象，全称为"tyndall"）（－），前房无异常。眼底：大致正常。Schirmer I 试验：右眼 13mm/5min，左眼 12mm/5min。

西医诊断：双眼过敏性结膜炎。

中医诊断：双眼时复目痒（湿热夹风）。

治法：祛风清热，行滞止痒。

方药：疏风祛痒饮加减。白蒺藜 10g，荆芥 10g，野菊花 10g，金银花 10g，防风 10g，牡丹皮 10g，浮萍 10g，地肤子 10g，白鲜皮 10g。14 剂，水煎服，每日 2 次，并配合点用吡嘧司特钾滴眼液和玻璃酸钠滴眼液。

二诊：2017 年 4 月 27 日。

眼红痒减轻，右眼有异物感，偶有打喷嚏、鼻塞。

眼部检查：

Schirmer I 试验：右眼 10mm/5min，左眼 12mm/5min。双眼结膜轻度充血，分泌物减少。

方药：上方加当归 15g，川芎 10g，玄参 10g，辛夷 10g，白芷 10g。14 剂，水煎服，每日 2 次。眼药水继续滴用。

三诊：2017 年 5 月 10 日。

双眼红痒明显减轻，异物感消失，节日时曾吃鱼虾，眼痒加重。

方药：继续服用上方 7 剂后症状缓解。

【师徒评案】

学生：老师，过敏性结膜炎是一种什么疾病？

老师：过敏性结膜炎，也称为变态反应性结膜炎，是结膜对外界变应原产生的一种超敏反应。它主要包括 I 型变态反应（体液介导）及 IV 变态反应（细胞介导）。其中，由 I 型变态反应引起的变态反应性结膜炎最为常见，临床表现呈速发型，根据临床表现、病程及预后的差异，I 型变态反应可以分为五种不同的亚型：①季节性过敏性结膜炎；②常年性过敏性结膜炎；③巨乳头性结膜炎；④春季角结膜炎；⑤异位性角结膜炎。前三种类型一般预后良好，而后两种类型通常合并有角膜的改变，可能对视力造成威胁。在临床上，这几种类型的过敏性结膜炎常常并存，一些患者可以同时或先后患有几种不同类型的过敏性结膜炎。由Ⅳ变态反应引起的变态反应性结膜炎呈迟发型，主要表现为泡性结膜炎。

学生：老师，这个患者的病史描述中提到，每年春季都会反复发作性眼痒，这是不是本病的特点呢？

老师：是这样的。周期性发病和目痒是本病最典型、最突出的特点，所以中医称之为时复症、目痒、时复目痒。《眼科菁华录·时复之病》描述本病时说："类似赤热，不治自愈，及期而发，过期又愈，如花如潮。久而不治，遂成其害。"几乎所有过敏性结膜炎患者均有眼痒表现，但眼痒并非其特有的症状。不同亚型的过敏性结膜炎，眼痒程度也不同，其中春季角结膜炎的表现最为明显。其他常见症状还有流泪、灼热感、畏光及分泌物增加等。分泌物多为黏液性，呈黏稠的丝状。在疾病发作时，必须口服或者局部滴用抗过敏药物才能缓解症状。

学生：老师，从眼痒的角度考虑，六淫之中风性袭上，善动不居，这是不是过敏性结膜炎中医辨证的出发点呢？

老师：对，《太平圣惠方·治目痒急诸方》中指出，本病乃外风所致目痒，且症势较急。此病辨证的重点是"风"，但并不唯风而论。风为阳邪，易伤人头部及易犯肌表，目窍至高近颠顶，且目珠黑白睛在表，易被风邪所袭；风为百病之长，常夹杂其他邪气合而为病。《证治准绳·七窍门》中将本病病因归纳为因风、因火、因血虚、因邪退火熄而气血得行等所致目痒。中医辨证主要包括初感风邪、血虚生风和湿热夹风几个证型。初感风邪者常因肺卫不固，风热上袭白睛，往来于肌肤腠理之间，胞睑内多有卵石状颗粒和白睛污红，眼痒难忍，以疏风散邪为治疗原则。血虚生风者肝血不足，虚风内动上犯于目，所以目痒干涩，时作时止，白睛微显污红，以养血除风为治疗原则。湿热夹风者风湿热邪相搏，上壅胞睑，患眼奇痒无比，如虫行，黏稠丝状的眼眵，白睛红赤，黑白交界处有胶样结节隆起，以清热除湿、疏风止痒为治疗原则。

学生：老师，这个患者我们应该如何考虑辨证思路呢？

老师：本例以眼红、痒、有黏丝状分泌物为主症，眼痒为风盛所致，眼红、有黏丝状分泌物及铺路石样乳头增生，均为湿热郁滞脉络，湿热无所宣泄而成。临证需祛风清热、凉血化滞，以达止痒之效。选方为经验方疏风祛痒饮加减。方中白蒺藜味苦、辛，性平，入肝经，祛风明目止痒；荆芥，祛风之要药，性温而不燥，既散风寒，又疏风热、透疹止痒。二药与防风配合，祛风止痒效果更佳；金银花、野菊花疏散风热、消肿解毒，与白蒺藜、荆芥温凉并用，疏风而不助热，解毒而无凉遏之弊；地肤子清热利湿、祛风止痒，浮萍祛风止痒、透疹消肿，二药共为佐药，加强祛风除湿、消肿止痒之用。全方温凉并用，散风而不增热，解毒定血而无寒凉之患。

学生：老师，既然辨证是湿热夹风证，疏风祛痒、清热利湿就是本例的治疗要点，为什么还要用荆芥、牡丹皮这些血分药呢？

老师：血在风证的发生、发展和转归的整个病程中起着至关重要的作用。无论是血虚、血热、血寒、血瘀、血燥，皆可引起风证。因此，治疗风证时，除了直接针对风邪之外，还需通过补血、养血、凉血活血来促使气血运行，从而使风邪随血的运行而解除。正所谓"治风先治血，血行风自灭"。在这个病例中，患者除眼痒、有黏丝状分泌物之外，结膜充血也比较明显，为风湿热邪郁滞脉络所致。所以在祛风清热的同时，兼用入血分的荆芥、白蒺藜、金银花等药，辅以牡丹皮凉血活血、祛风清热、凉血化滞，临床收效更为迅速。患者再诊时，考虑患者湿热缠绵，余邪难消，目失所养，易血虚生风，加重病情，在首方基础上加当归、川芎、玄参，加强活血养血、滋阴凉血之力，也有养血息风、扶正固本之意。特别是川芎，为血中气药，性善疏通，能上行头目，外达肌表，可助主药更好地发挥药效。诸药合用，共奏疏风清热、祛湿止痒之功，但舌红口干者不宜用。

【传承心得体会】

韦老师在处理变应性结膜炎这类疾病时，着眼于其最典型、最突出的特点——目痒之症。他认为此病辨证的重点是"风"，风为百病之长，治疗上首当祛风，再根据风邪所夹湿热之邪，辨明虚实，对症治疗。方药亦温凉并用，阴阳平衡，祛风止痒。疏风祛痒饮正是基于此形成的经验方。另外，韦氏眼科传承下来的一些经验方如"退眼角红方""退红良方"及"菊栀散热饮"均可辨证选用治疗过敏性结膜炎。对风湿邪重者，也可选用《审视瑶函》中的"驱风一字散"进行治疗。本病在发作期应除邪求尽，尽量控制炎症；在缓解期要扶正固本，鼓舞卫气，以求正气内存，邪不相干，减少复发。

过敏性结膜炎经常合并鼻部过敏症、皮肤瘙痒症。韦老师认为这是眼部结膜、鼻黏膜和皮肤共同对外界过敏原的超敏性免疫反应。从中医整体观念出发，疏风祛痒饮中用地肤子、浮萍发表透疹止痒，对过敏性皮炎、荨麻疹均有效。针对鼻部症状，引入"目鼻同治"的治疗理念，在"疏风祛痒饮"基础上加苍耳子、辛夷、白芷等药。苍耳子辛苦温润，上行脑颠，散风除湿、宣肺通窍；辛夷辛温香散，轻清上行，散风解表、宣鼻窍；白芷发散风寒、通鼻窍。三药伍用，并走于上，增强了散风宣肺、通利鼻窍的力量。

攻补兼施治疗单纯疱疹病毒性角膜炎案

【医案】

患者范某。性别：男。年龄：42岁。

初诊：2012年4月5日。

主诉：右眼红，磨痛伴视力下降1个月。

现病史：1个月前患者感冒后出现右眼红、磨痛，畏光流泪伴视力下降。在当地医院被诊断为"右眼病毒性角膜炎"，给予更昔洛韦眼用凝胶和重组牛碱性成纤维细胞生长因子滴眼液进行抗病毒与角膜修复治疗，用药后症状未见明显缓解，遂来我院就诊。

刻下症：右眼红、磨痛，畏光流泪伴视物不清。纳可，二便调。舌淡红，苔薄白，脉细数。

眼部检查：

视力：右眼 0.5，矫正不提高，左眼 1.2。眼压：右眼 14mmHg，左眼 20mmHg。右眼结膜混合充血，角膜下方可见一处树枝状灰白色病灶，荧光素钠染色（＋），KP（±），角膜知觉减退，前房中深，Tyn（－），晶状体清晰。眼底检查未见异常。

西医诊断：右眼单纯疱疹病毒性角膜炎。

中医诊断：右眼聚星障（肝肺风热）。

治法：疏风清热，扶正祛邪。

方药：防风 10g，白术 20g，生黄芪 30g，秦皮 10g，秦艽 10g，党参 10g，鱼腥草 10g，大青叶 6g，紫草 10g，赤石脂 10g，密蒙花 10g，生地黄 10g。14 剂，水煎服，每日 2 次。更昔洛韦眼用凝胶、重组牛碱性成纤维细胞生长因子滴眼液继续点用。

二诊：2012 年 4 月 19 日。

眼红、疼痛减轻。

眼部检查：视力略有提高至右眼 0.6，左眼 1.2。右眼结膜混合充血有所减轻，角膜下方树枝状病灶较前明显缩小，角膜荧光染色（＋），余同前。

方药：上方去紫草、大青叶，加野菊花 10g、石斛 10g。14 剂，水煎服，每日 2 次。更昔洛韦眼用凝胶、重组牛碱性成纤维细胞生长因子滴眼液继续点用。

三诊：2012 年 5 月 10 日。

症状基本消退。

眼部检查：

视力提高至右眼 0.8，左眼 1.2。角膜病灶消失，角膜荧光染色（－）。

方药：停用局部滴眼液，改为口服贞芪扶正颗粒 1 袋，每日 2 次，以巩固疗效。

【师徒评案】

学生：老师，这个患者角膜上的病变是树枝状的，为什么中医病名叫聚星障呢？

老师：聚星障是最常见的黑睛（即角膜）病变之一，此病名首见于《证治准绳·杂病·七窍门》。书中对翳之形、色及变化过程的记载甚详，说："聚星障证，乌珠上有细颗，或白色或微黄，微黄者急而变重，或联缀，或团聚，或散漫，或一同生起，或先后逐渐一而二，二而三，三而四，四而六七八十数余。"由此可知，聚星障在发病初期表现为黑睛浅层出现细小星翳，如果未得到有效控制，病情变化，星翳可由少而多，由小而大，星翳形状也会由点状发展至树枝状，再发展至地图状甚至盘状。本例患者发病1个月，右眼角膜上有树枝状病灶，符合聚星障的临床特征。此病常在感冒发热基本好转或痊愈后出现，或在劳累后发病。单眼发病者多见，亦可双眼同时或先后发生。本病相当于西医学中的病毒性角膜炎，临床最常见为单纯疱疹病毒感染所致，依据其病变形态的不同，分别被命名为树枝状角膜炎、地图状角膜炎、盘状角膜炎。本病易复发，在角膜病中致盲率占第一位。

学生：老师，聚星障为什么容易复发呢？

老师：单纯疱疹病毒感染分为原发感染和复发感染两种。原发感染通常见于对单纯疱疹病毒无免疫力的6个月至5岁的小儿，并且只有10%的原发感染者会出现轻微症状和体征。由于该病毒对人的传染性很强，所以绝大多数成年人都有单纯疱疹病毒感染史，但并不发病。单纯疱疹病毒感染人体后，会终生潜伏在体内，三叉神经节和角膜是病毒潜伏的主要场所。每当出现发热、过劳、外伤、月经异常及哺乳、精神压力大、紫外线照射、免疫缺陷病、皮质类固醇或辛辣刺激物等诱因时，潜伏的病毒就会伺机而动，可能再次活化，导致单纯疱疹病毒复发感染，出现临床相关症状。因此，聚星障具有易复发的特点。从中医角度讲，人体内潜伏的病毒相当于外邪，前面提到的各种诱发因素可能造成正气变虚。正如《素问·评热病论》说"邪之所凑，其气必虚。"《灵枢·百病始生》则进一步说："风雨寒热，不得虚，邪不能独伤人……此必因虚邪之风，与其身形，两虚相得，乃客其形。"所以说，聚星障发病必然有正气不足的内在根据。

学生：老师，中医如何认识单纯疱疹病毒性角膜炎的病因病机？

老师：结合临床观察，本病发病系因外感风湿热毒之邪或素有肝经伏火，复受风邪，内外合邪，上犯黑睛，致生星翳。初起之时，外感风热，如外邪循经入里，邪遏化热，肝胆火炽，交攻于目，灼伤黑睛；或因饮食不节，内伤脾胃，酿成脾胃湿热，土反侮木，熏蒸黑睛；或因素体阴虚，热病伤阴，阴津亏乏，兼夹风邪所致。

学生：老师，《证治准绳·杂病·七窍门》指出，"翳膜者，风热重则有之"。既然聚星障的病因病机由风热而起，那么治疗是否应该以祛风清热为主呢？

老师：风邪为六淫之首，"伤于风者，上先受之"。眼位居高，易受风邪，同时风性善变，风邪致病在临床上往往变证也快。所以聚星障在临床上有发病率高、复发率高、病程迁延以及致盲率高的特点。疾病新起时，治疗多以疏风祛邪为主；对于病情迁延，反复发病者，余邪未消，正气渐亏，则应扶正祛邪，通过扶助正气而提高机体免疫功能，增强机体的抗病毒能力，从而起到抗复发的作用。因此，遵循中医的整体观念，从根本上调理脏腑功能，使其阴平阳秘，对于提高疗效，缩短病程，降低复发率，具有一定优势。在具体治疗手段上，采用全身辨证与局部用药相结合，内服与外治相结合等多种途径，充分发挥中药的抗病毒作用与提高机体免疫力的作用，是中医药治疗的特色。

学生：老师，您能具体谈谈本例患者是如何辨证论治的吗？

老师：本例患者表现为黑睛骤生灰白色星点翳障，伴羞明流泪、碜涩刺痛、抱轮红赤等症状，为风热上犯，稽留风轮所致，治疗以疏散风热、清热解毒、祛邪为先，使病邪尽早从外而解。方中防风疏风散热、退翳明目；秦艽、秦皮、大青叶、鱼腥草清热解毒；生地黄、紫草为凉血散瘀之品，清利血分邪热，疏通经络，减轻热势；赤石脂收敛生肌；生地黄、天花粉、玄参养阴清热生津，防止进一步耗伤阴津；密蒙花养阴清热、退翳明目，减少角膜翳膜形成；生黄芪、白术健脾益气、扶正祛邪。

学生：老师，方药中为什么要用生黄芪、白术等益气健脾药？

老师：本例患者发病已1个月，病程日久，迁延不愈，病久正虚邪恋，阴虚无力抗邪，邪气久留不解。此时以脾胃气虚为本，风热证为标。"邪以正为本，欲攻其邪，必顾其正。"治疗宜健脾益气以治本，祛风清热退翳以治标，加用白术、黄芪可补脾益气，脾胃健旺，气血生化之源充足，五脏和调，六腑润泽，正气充盛，从而抗邪能力强劲，邪气难以向纵深发展，才能彻底清除余邪。选用生黄芪、白术等补气药物增强免疫力，促进角膜翳障愈合，防止角膜炎的复发。

学生：老师，为什么用"赤石脂"这味药？

老师：韦氏眼科的先辈经过经验总结，在治疗角膜炎时应用了赤石脂这味药。赤石脂是一种具有活血化瘀作用的收敛药，既可收敛生肌，又可活血化瘀。据文献记载，赤石脂性味甘涩温，《名医别录》云"主养心气明目益精"，《本草汇言》谓其能"渗停水、去湿气、敛疮口"。赤石脂用于角膜溃疡治疗，具有促进溃疡愈合和控制病情发展的良好作用。临床应用中常与石决明配对。石决明性味咸寒，《别录》称其"主目障翳痛、青盲"；《本草经疏》指出其"咸寒入血除热，所以能主诸目疾也"。将收敛明目的赤石脂与退翳明目的石决明相伍配用，对角膜溃疡有减轻炎性渗出、促进溃疡愈合和消退角膜翳的作用。

学生：老师，本例患者还处于病变的活动期，可您在选方用药时已经加用了退翳明目药物，这是为什么呢？不能等到病变稳定后再加退翳药物吗？

老师：黑睛疾病的主要临床表现就是翳障。新翳见于疾病活动期，有向周围与纵深发展的趋势，容易引起传变。轻者经过治疗可以消散，重者留下瘢痕成为宿翳，宿翳没有发展趋势，根据薄厚浓淡的程度不同，分别称作冰瑕翳、云翳、厚翳和斑脂翳。宿翳对视力的影响取决于部位、大小、厚薄，特别是翳的位置，位于瞳孔区的翳，即便很小也会对视力造成明显影响。因此，在黑睛疾病的治疗中，总的原则是祛邪退翳，控制病情发展，防止传变，促进早日痊愈，尽量减少对视功能的损害。退翳明目的治疗应该贯穿于治疗始终。韦氏眼科前贤在黑睛疾病治疗中非常重视退翳药物的应用，并对其进行分类，主要包括退翳明目药如密蒙花、菊花、谷精草、木贼、石决明、珍珠母、蝉蜕、蛇蜕、防风、桑叶、决明子、青葙子、柴胡；活血退翳药如牡丹皮、川芎、茺蔚子、红花、赤芍、当归、丹参；平肝退翳药如石决明、白蒺藜、菊花、珍珠母；清肝退翳药如青葙子、决明子、夏枯草、黄芩、地骨皮；疏肝退翳药如柴胡、青皮、川楝子，临证可以辨证选用。

【传承心得体会】

通过对韦老师治疗各类病毒性角膜炎的病例，结合我们的学习体会，总结其诊治特点如下：

1. 重五轮，定病位

角膜炎的主要症状和体征为视物不清、黑睛生翳、白睛混赤、眼痛、畏光、流泪，舌淡红，苔薄白，脉细或弦细。对于本病，韦老师重视中医眼科特有的五轮学说，认为黑睛属肝，白睛属肺，因此角膜炎的病位当以肝、肺为主。肝肺风热侵袭风轮，导致黑睛浑浊生翳，白睛混赤。如不及时治疗，病情发展，热毒壅盛，亦可导致黄液上冲，日久热毒伤阴，迁延难愈，机体正气虚损，翳障难消，视物不清。

2. 注重分阶段而治

本病病因复杂，在疾病的不同时期以及不同种类疾病的变化、转机呈多样化，因此在治疗时老师注重分阶段治疗。本病的早期热证明显，大多邪气重而正气实，根据《内经》中"上焦如羽，非轻不举"的理论，韦老师认为目窍至高，角膜又位于眼球最前端，六淫外邪极易首袭其表，主张疏风解表为先，适当多用"轻可去实"的花草类中药，清热祛邪、凉肝明目，此时勿忘养阴生津。若病情发展，热毒壅盛则易气血壅滞，蓄腐成脓，黄液上冲，此时若患者体质尚壮实，应釜底抽薪，速用通腑泄热之法，但不可久用，中病即止，此时更应注意不要过度寒凉，以防邪气冰伏。病久正气已虚，不能祛邪外出，正不胜邪则邪愈盛，故扶正为本，选用扶正祛邪之法。在治疗全程都要注重退翳明目的治法。

3. 权衡缓急，攻补兼施

本病虚实夹杂，治疗时要权衡缓急，攻补兼施。当风热偏盛或热毒壅盛时，祛风清热、通腑泄热治其标；病势稍缓，应注重调理脾胃，顾护正气固其本。韦老师认为，药有四气五味、性有升降沉浮，作为治疗疾病的处方也应当注意动静结合，攻补兼施。如寒热并用，在祛风清热、祛邪外出的同时，一可防止大量苦寒泄热之品导致寒凝风轮，邪气冰伏，翳障难退，二可防止寒凉伤胃，气血生化之源受损，使正不胜邪，变生痼疾。辛苦并用，辛开之品疏风，祛邪以外出，退翳明目，引药上行，直达病所，配伍苦降之品，一升一降，动静结合。所以在角膜炎的治疗中，既要切中病机，祛风清热、养阴生津、活血退翳，又要运用健脾护胃之品，使气血生化有源，扶正祛邪。

4. 注重药对应用，融汇中西

韦老师选用药物多用药对，或协同相须为用，或佐治反佐为用，功在扶正祛邪，邪去正安。例如，防风配荆芥，二药相须而用，荆芥入厥阴经气分，其功长于祛风邪、散瘀血、破结气、消疮毒，防风通治一切风邪，二药合用增强祛风之疗效，而不伤阴。秦艽配秦皮取秦皮清热燥湿、收涩止痛、止带明目，善治肝经风热所致目赤生翳之能，秦艽为风药中之润剂，散风中补剂，与秦皮同用，祛风明目、胜湿退翳，治疗黑睛生翳效佳。赤石脂配石决明，赤石脂能收敛生肌，促进角膜溃疡的愈合，石决明能消除翳障，二药合用可治愈溃疡又减少翳障生成。防风、白术、黄芪三药配伍，为玉屏风散，具有益气固表、扶正止汗、祛风御风等功效。黄芪能补三焦而实卫，为元府御风之关键，是补剂中之风药。白术健脾培土宁风，与黄芪配伍使气旺表实，邪不易内侵。防风遍行周身，为治风之要药，黄芪得防风固表而不留邪，防风得黄芪祛邪而不伤正。

另外，现代药理学研究也证实，秦皮、鱼腥草等清热药，具有抗病原微生物、抗病毒、免疫调节作用及抗过敏作用。黄芪、白术等补气药物能增强免疫力，促进角膜翳障愈合，防止角膜炎的复发。防风、荆芥等解表药具有抗炎、解热、抗病原微生物及调节免疫力的作用。这些都是黑睛疾病治疗中的常用药物。

第二章 瞳神疾病案例

抑阳酒连散治疗虹膜睫状体炎案

【医案】

患者杨某。性别：男。年龄：38岁。

初诊：2013 年 7 月 16 日。

主诉：左眼红 15 天。

现病史：患者半月前出现左眼红痛，自行使用抗生素滴眼液后未见改善。外院诊为"虹膜睫状体炎"，给予局部用药抗炎治疗半个月，症状不减反剧，视力下降明显，遂来我院就诊。既往有风湿性关节炎病史。

刻下症：身热口渴，但不欲饮，时有左侧太阳穴疼痛。大便秘结，小便频数。舌质暗红，苔薄黄，脉滑数。

眼部检查：

视力：右眼 1.2，左眼 0.1，矫正不提高。眼压：右眼 17mmHg，左眼 10mmHg。右眼前节、眼底未见异常。左眼睫状充血（＋），角膜大量羊脂状沉着物，房水浑浊（＋＋），浮游物（＋），因房水浑浊，只能看到上半部虹膜，虹膜肿胀，瞳孔直径 6mm（药物性散大），晶体前囊有大量渗出物，玻璃体大量絮状浑浊，眼底不能窥入。

西医诊断：左眼急性虹膜睫状体炎。

中医诊断：瞳神紧小（脾胃湿热，外乘风邪）。

治法：祛风清热，燥湿化痰。

方药：内服抑阳酒连散加减，防风、防己各 10g，黄芩 10g，酒黄连 10g，生石膏 30g（先煎），白芷 10g，生地黄 15g，生甘草 10g，羌活、独活各 8g，盐知母、黄柏各 10g，蔓荆子 10g，陈皮 10g，浙贝母 10g，茯苓 10g。7 剂，水煎，趁热饭后服，每日 2 次。配合散瞳、妥布霉素 / 地塞米松滴眼液每 2 小时 1 次、普拉洛芬滴眼液每日 4 次滴眼。

二诊：2013 年 7 月 23 日。

大便已畅，每日一行，头痛消失，脉弦滑，苔薄白微黄，原方加减。

眼部检查：

视力：左眼上升至 0.6，睫状充血基本消失。眼压：左 12mmHg。角膜后沉着物减少变薄，眼底可窥清，未见明显异常。

方药：上方去独活，生石膏减为 15g，水煎饭后温服，每日 2 次。散瞳药用法同前、妥布霉素 / 地塞米松滴眼液改为每日 4 次、普拉洛芬滴眼液改为每日 3 次。

三诊：2013 年 8 月 13 日。

视力提高至 1.2，角膜后羊脂状 KP（＋），6 点钟瞳孔缘后粘连，其余均未见异常。患者自觉腰酸腿软，倦怠，遂减苦寒散风药物，而加用补气理血之品。

方药：太子参 10g，茯苓 15g，白术 10g，陈皮 8g，赤芍 10g，牡丹皮 10g，决明子 10g，密蒙花 12g，木贼 8g。水煎服，饭后早晚温服。妥布霉素 / 地塞米松滴眼液改为每日 3 次、普拉洛芬滴眼液用法同前。

末诊：2013 年 8 月 20 日。

眼部检查：

炎症消退，角膜后壁仍见 4 ～ 5 个羊脂状 KP。此外，双眼前后节未见异常。

方药：停用中药，普拉洛芬滴眼液每日 3 次，妥布霉素 / 地塞米松滴眼液每周减 1 次（每日 2 次→每日 1 次→停药）。嘱患者起居有节、劳逸适度，防外感，忌食辛辣刺激性食物。随访 1 年，无复发。

【师徒评案】

学生： 虹膜睫状体炎是不是葡萄膜炎里最常见的？

老师： 虹膜睫状体炎属于前葡萄膜炎，前葡萄膜炎是葡萄膜炎中最常见的一种类型，约占其总数的一半以上。前葡萄膜炎包括虹膜炎、虹膜睫状体炎和睫状体炎。由于虹膜和睫状体的血液供给都来源于虹膜大环，其发生炎症时常相互影响，因此，以虹膜睫状体炎最为常见。其临床主要表现为眼痛、畏光、流泪、视力减退、KP 及房水浑浊，若治疗不及时可能发生白内障、继发性青光眼及眼球萎缩等严重并发症。

学生： 其他眼表炎症，如结膜炎、角膜炎等多需要抗病毒、抗感染治疗，但虹膜睫状体炎的治疗不太一样。

老师： 虹膜睫状体炎的病因十分复杂，可由细菌、病毒、真菌和寄生虫等多种病原体感染，以及自身免疫、风湿性疾病、外伤和肿瘤等多种原因引起。究其病因，临床 90% 以上为非感染性原因所致，即使发病可能与某种病原体相关，绝大多数也不是该病原体直接侵犯虹膜、睫状体所致。本病多由自身免疫反应引起，治疗原则为尽快消除炎症和防止并发症如虹膜后粘连等的发生。西医一般予以糖皮质激素、睫状肌麻痹剂和非甾体类抗炎药局部应用，部分伴有全身免疫系统异常者需加用糖皮质激素，甚或免疫抑制剂长期全身用药。用药后炎症多可被控制或消除，但本病易于复发，临床在减量和撤药过程中病情反复者亦不在少数。此外，伴有胃溃疡、糖尿病及结核病等激素相对禁忌的患者及长时间使用激素出现全身或眼部副作用（如眼压升高、角膜上皮损伤）也限制了激素的规范应用。而中医药参与治疗该病较单纯用西药能更好地调整机体免疫功能，有效地控制炎症、缩短病程、减轻毒副作用。

学生： 本案首诊强调汤药"趁热饭后服"，而复诊医嘱都改为"饭后温服"，是反佐吗？

老师： 是的。《素问·五常政大论》指出，"治热以寒，温而行之；治寒以热，凉而行之；治温以清，冷而行之；治清以温，热而行之"。故而初诊大寒之药应趁热服用，是为反佐，以免格拒，服而不受；待寒药力减，温服即可。理法方药为根本，服法用法亦不可忽视，方能得效。

学生：本例患者于三诊时，目珠红赤、胀痛等症状及体征俱消，方药中的苦寒药和疏风药也明显减少，老师为什么仍保留凉血清热之品？

老师：《素问玄机原病式》指出，"目昧不明，目赤肿痛，翳膜眦疡皆为热也"。故中医眼科遇白睛混赤重、目珠痛甚者，常加牡丹皮、赤芍、茜草等清热凉血、退赤止痛。本案三诊，虽赤痛俱消，但虹睫炎中后期，邪气居留日久，阻滞气机、络脉，即使赤、痛不甚，也当酌加血分药。其热者、实者可予牡丹皮、赤芍、茜草等凉血清余邪；虚者可予四物汤（当归、熟地黄、白芍、川芎）、丹参、鸡血藤之类活血养血。如此在平补中焦、恢复正气的同时，血药清、理于内，风药疏散于外，可邪去正安。这种组方原则不仅可用于本病，还可用于多种眼病中后期正虚邪恋者。

学生：我在临床中治疗外障初起，风热上攻之证，遇到需要控制费用的患者，曾以连翘易金银花，但多次疗效不尽如人意。带着这一问题，研习韦氏验案，发现韦氏眼科治疗外障的医案中除诸风药外，桑叶、菊花、金银花等甘味药频频出现。连翘与金银花之差异，恰在于味苦与味甘。本案中，老师也将抑阳酒连散中味咸的寒水石换成味甘的生石膏。这种甘味药与风药合用的配伍是否可以理解为有"辛甘化阳"之意？

老师：韦氏眼科治疗外障以祛邪为先导，用药多升浮轻扬，善用风药。味辛之风药遇苦则辛开苦降，见甘便辛甘化阳。韦氏于风药中偏爱防风，也是因为它是甘润之品。我们韦氏眼科学术思想受脾胃派影响较大，一般认为东垣"辛甘化阳"在于升提脾胃清阳之气，其实，此"阳"不只是脾胃之清阳，它是一身之阳气、正气，又是行药力达阳位、高位之势。目居高位，恰与此势相合。"风雨寒热，不得虚，邪不能独伤人"，然外障眼病，特别是以实邪为主者，若初起即在祛邪的同时扶正补益，难免襄助邪势。但若以此辛甘之品，鼓舞正气，御敌于内，又有诸清热、疏风、化湿痰药祛邪于外，内外合力，病安不除？对于虹膜睫状体炎、角膜炎等与免疫功能关系密切的眼疾，此法尤为适用。

所以说，中医理论切不可拘泥于一病、一药、一方或一法。中医理论源于阴阳五行，与哲学理论有许多相通乃至交叉的部分，虽不能说放之四海而皆准，但一身之上下表里，不同器官、系统所遵循的基本规律并无本质不同。因此，辨证思路、配伍法则，临床各科之间亦可相互参考。读经典、习医案时，不要局限于专科，广涉猎、勤思考，必会有所进益。

【传承心得体会】

虹膜睫状体炎在中医属于"瞳神紧小""瞳神干缺"范畴，病位在瞳神，一般认为与肝、肾关系密切，早期责之于风、热、湿，后期责之于阴亏、虚火。

《银海指南·六气总论》曰："……天有五行，以御五位，以生寒暑燥湿风火，是为六气。当其位则正，过则淫。人有犯其邪者，皆能为目患。风则流泪赤肿，寒则血凝紫胀，暑则红赤昏花，湿则溃烂成癣，燥则紧涩眵结，火则红肿壅痛。"该病例急性起病，脾胃内蕴湿热，外乘风邪，内外合邪上攻于目，非重剂不能攻克。抑阳酒连散中以生石膏易寒水石，清热之力愈强，且寒水石味咸趋下，而生石膏甘、辛，易趋阳位，正合目居高位。患者前房渗出多，玻璃体浑浊严重，说明不仅热重，且水湿痰浊亦盛，故加茯苓、陈皮、浙贝母以加强利湿化痰之力。

患者虽为壮年男性，但毕竟有慢性病史，久病难免耗伤，攻伐切记中病即止。二诊即减大寒之品。三诊调整治法，以参、苓、术健脾补气，其中"参"用太子参，性平、力不峻，无助邪之患；赤芍、牡丹皮凉血清内热，与诸风药相合，搜剔邪气，除邪务尽；陈皮与参、苓、术合用益中焦、助健运，又与丹、芍、决明、木贼等，共除风、热、痰、湿诸邪。

分期论治视网膜静脉阻塞案

【医案】

患者李某。性别：男。年龄：49 岁。

初诊： 2012 年 9 月 25 日。

主诉：左眼视力突然下降 2 周。

现病史：患者2周前无明显诱因左眼无痛性视力下降，无眼胀等不适症状。在当地医院诊为"眼底出血"，为求中西医结合治疗来诊。既往高血压病史3年，自诉服药控制尚可。否认其他全身慢性病史。

刻下症：无眼痛眼胀。纳眠可，大便干，小便调。舌红，苔薄白，脉弦。

眼部检查：

视力：右眼1.5，左眼0.05，矫正不提高。眼压：右眼15mmHg，左眼16mmHg。双眼前节（－）。眼底：右眼（－），左眼视盘色正，视网膜颞上象限静脉迂曲扩张、伴大量火焰状出血及渗出，累及黄斑区，黄斑区水肿。

辅助检查：OCT（即光学相干断层扫描，全称为"optical coherence tomography"）显示左眼颞上分支视网膜静脉阻塞合并黄斑囊样水肿。

西医诊断：左眼颞上分支视网膜静脉阻塞合并黄斑囊样水肿。

中医诊断：络瘀暴盲（血热妄行）。

治法：清热凉血止血。

方药：白茅根20g，墨旱莲10g，槐花10g，牛膝15g，炒蒲黄15g，生黄芪30g，炒白术30g，防风10g，枳壳10g，三七粉6g（冲）。7剂，水煎，饭后温服，每日2次。

三诊：2012年10月23日。

服药后无不适，视力好转，纳眠可，二便调。舌淡红，苔薄白，脉弦。

眼部检查：

视力：左眼提高至0.12。眼底：左眼视网膜颞上象限静脉迂曲扩张，出血较前减少，但仍见较多渗出，黄斑区水肿。

方药：炒蒲黄15g，生山楂20g，槐花10g，路路通10g，车前子15g，茯苓15g，生白术20g，生薏苡仁15g，枳壳10g，三七粉6g（冲）。水煎，饭后温服，每日2次。

五诊：2012年12月18日。

视力逐渐好转，纳眠可，二便调。舌淡红，苔薄白，脉弦。

眼部检查：

视力：左眼提高至0.3。眼底：左眼视网膜颞上象限静脉迂曲，出血明显减少，网膜上散在少量出血及渗出，黄斑区水肿。

方药：生黄芪 30g，炒白术 15g，生薏苡仁 15g，茯苓 15g，车前子 15g，浙贝母 15g，槐花 10g，牡丹皮 10g，泽兰 10g，陈皮 10g，三七粉 6g（冲），水煎，饭后温服，每日 2 次。

继续服药 2 个月，患者无不适，视力恢复至 0.6，自行停药。1 年后电话随访，视力稳定。嘱患者控制全身情况，定期复查眼底。

（因为二诊、四诊未进行特殊处置，方剂无调整，所以此处不再具体列出两次的诊治内容）

【师徒评案】

学生：视网膜静脉阻塞患者的视功能受损情况是不是个体差异比较大？

老师：视网膜静脉阻塞是仅次于糖尿病视网膜病变的常见可致盲视网膜血管疾病。阻塞可发生在视网膜中央静脉主干或其分支。静脉阻塞后，血液回流受阻，眼底出现视网膜静脉迂曲扩张、充血，视网膜出血、水肿和渗出等症状。因阻塞的血管不同，病变累及范围不一。例如，中央静脉或颞上、颞下分支静脉阻塞会直接累及黄斑区持续水肿，从而引起不同程度的视功能损害；而鼻侧分支阻塞，患者可能完全没有自觉症状。黄斑水肿是该病最常见的并发症，也是大多数病例视力明显下降的主要原因。少数情况下，视网膜静脉阻塞可能会并发新生血管和新生血管性青光眼，造成视力丧失。目前，对于该病尚无特殊有效的治疗方法。临床一般通过改善血管和血流动力学情况来解除病因，并促进出血和渗出的吸收，减轻视网膜水肿，改善灌注，以增强视功能。尽管随现代眼底激光治疗，特别是眼内抗血管内皮生长因子（抗 VEG-F）的注射，许多患者能维持和改善视力，避免失明，但仍有部分患者对眼内注药不敏感或不耐受，采用中医全身辨证论治结合眼底辨证有助于挽救部分患者的视力。

学生：视网膜静脉阻塞属于"血证"，治疗上对于"止血"和"化瘀"，应该如何把握？

老师：视网膜静脉阻塞在中医学中属于"络瘀暴盲"，是眼底血证的一种。血不循经而溢出脉外为出血，出血不能消散而瘀滞于眼底则成瘀血。故本病以出血为先，瘀血在后，治疗当循唐容川《血证论》之治血四法——止血、消瘀、宁血、补虚。络瘀暴盲多为肝肾阴虚或肺胃阴虚，水不涵木，虚阳上越、扰动清窍，迫血妄行而发病。因此，早期应治以清热凉血止血，酌加活血理气消瘀之品，以防留瘀之弊。眼球为密闭结构，溢出脉外的血液无法流出，只能积聚在球内必须通过血脉运行将这些病理产物带走。病变中期，出血已止，若积血不消，新血不生，血脉不通则会再度出血，视网膜、黄斑还会因缺血缺氧发生水肿，故治疗应以活血化瘀为主，使瘀血行、渗出散，恢复或提高视网膜循环供应，预防并发症的发生。对于该病，除了治血，亦不可忽视"气"。病至后期，出血已止，瘀血未尽，阻滞脉络，气血俱损。气为血帅，气虚行血无力，且旧瘀耗伤阴血，脉道不润。治疗当以扶正祛邪、通补兼施，气、血、阴并补，活血通脉。

学生：白茅根和墨旱莲是老师治疗眼部血证之常用药对，这两味药在使用上有什么需要注意的吗？

老师：白茅根甘寒入血分，能清实热而宁血；墨旱莲甘酸寒，归足厥阴、少阴经，滋乙癸，除虚热而安血。墨旱莲乃"纯阴"之品，《本草经疏》亦云其"性冷，质阴寒，于脾胃不益"。非阳盛者，不宜多用。纵使久劳虚怯、阴虚火旺者，亦不可以此阴润之品专治其标，当与甘温健中之剂，相辅相成，方可治无遗策。即使有血热之病患，若见中焦虚损，运化不健、大便溏薄者，不可轻易与之，以免徒生变证。故遣方时，一般均与健脾补中之品合用，以防其阴寒之弊。

学生：谈到配伍补中健脾之品，老师在方中多重用芪术，而每见大剂量黄芪，必有陈皮相佐。为什么于一众理气药中，独选陈皮呢？

老师：以陈皮佐大剂量黄芪，不只是佐制，更有佐助之效。除以理气防补益重剂之壅遏外，更有辛甘化阳之用，能升提脾胃清阳及鼓舞全身阳气，增强正气，并引药力上达阳位，对于有水湿、痰浊、瘀血等阴邪留连日久，遏阳伤正者尤为适宜。

学生：对于眼底硬渗较多或合并黄斑水肿者，是否可于上述方药中酌情加用僵蚕、地龙？

老师：此二者皆为虫类药，善走窜，有散瘀通络之功；且僵蚕化痰散结、祛风定惊，地龙清热定惊、通络、平喘、利尿，可血水同治、痰瘀兼化，临床疗效亦较好。但虫类药走窜性燥，应注意配伍，免伤阴血。同理，虽然"血见黑即止"，炭类药多为止血佳品，但目窍澄澈娇嫩，非出血量大势急者，不用炭类，亦是免其伤于燥烈。

【传承心得体会】

视网膜静脉阻塞既是眼底血证，又会导致视网膜循环异常，出现黄斑水肿，此二者皆是治疗重点。初期，眼底大量出血，急则治其标，以止血为先。血得热则行，遇寒则凝，遇此全身无证可辨者，据眼底脉络怒张、出血鲜红之热象，先以白茅根、墨旱莲清热而止其妄动，此药对多用于出血早期。炒蒲黄与三七粉对于各种出血，不论其部位、寒热属性、是否兼有瘀滞，均有"止血不留瘀，化瘀不伤正"之功。"血参"三七乃"止血之神药也"（《本草新编》），自不必赘述。蒲黄治各类出血，可以清上、利下、行滞、止溢，被《本草汇言》称为"血分行止之药"，此二品可用于血证的任何阶段。牛膝与槐花在治血的同时，对原发病高血压的控制，亦有助益。芪、术、枳壳扶正气、健中焦、利气机，中焦健运水液，消视网膜、黄斑水肿；甘润之风药——防风，既可以风胜湿，又能引药上行，为佐使之用。

待出血得以控制，治疗重点便是"化瘀"与"消肿"。"血不利则为水""血结亦病水""水结亦病血"，瘀与水湿同源相生，互为因果，皆因"不利"。故以芪、苓、术、陈健益中焦，助运气、血、水。理血之品中，白茅根、蒲黄皆生长于水泽，又都有利尿之功，其不独治血，亦治水分；泽兰活血利水，都适宜用于本病。

先后天并补治疗视网膜色素变性案

【医案】

患者林某。性别：女。年龄：55岁。

初诊：2014年4月15日。

主诉：双眼视物模糊8年，加重2周。

现病史：8 年前患者无明显诱因逐渐出现视物模糊，夜间尤甚，畏光，不伴眼红、眼痛。患者曾先后就诊于多家医院，被诊断为"双眼视网膜色素变性"。近 2 周内，自觉视物不清进一步加剧。

刻下症：双眼视物模糊，常有自汗出。纳眠可，二便调。舌淡红，苔薄，脉细。

眼部检查：

视力：右眼指数 /30cm，左眼 0.02。眼压：右眼 14mmHg、左眼 16mmHg。双眼前节未见明显异常。眼底：双眼视盘颜色呈蜡黄色，边界清晰，视网膜污秽，可见较多骨细胞样色素紊乱沉着，黄斑区色素分布紊乱。

西医诊断：双眼原发性视网膜色素变性。

中医诊断：双眼高风内障（肝肾不足）。

治法：滋补肝肾。

方药：熟地黄 15g，党参 15g，花椒 3g，五味子 10g，楮实子 10g，菟丝子 10g，枸杞子 10g，石决明 20g，谷精草 10g，银柴胡 10g，枳壳 10g。30 剂，水煎，饭后温服，每日 2 次。

二诊：2014 年 6 月 17 日。

视力稳中稍升。舌淡红，苔薄白，脉细。

眼部检查：

视力：右眼 0.02，左眼 0.02。眼底大致同前。

方药：原方加炙黄芪 25g，鸡内金 15g，决明子 15g。水煎，饭后温服，每日 2 次。复明胶囊 4 粒，每日 3 次。隔日交替服用。

三诊：2014 年 9 月 21 日。

视力提高。舌淡红，苔薄白，脉细。

眼部检查：

视力：右眼 0.02，矫正 0.1，左眼 0.04，矫正 0.1。眼底大致同前。

方药：炙黄芪 20g，党参 10g，菟丝子 10g，覆盆子 10g，当归 10g，枳壳 10g，枸杞子 10g，女贞子 10g，谷精草 10g，石决明 20g，楮实子 10g，鸡内金 10g。水煎，饭后温服，每日 2 次。复明胶囊 4 粒，每日 3 次。隔日交替服用。

坚持治疗 1 年后，中药仍循此法，改为每周 2 剂，每周服 3 ~ 4 天复明胶囊。随访 1 年余，视功能稳定，未见进一步下降。

【师徒评案】

学生： 视网膜色素变性目前有什么有效的治疗方法吗？

老师： 视网膜色素变性是一组慢性、遗传性、营养不良性视网膜退行性病变，其共同表现为感光细胞和色素上皮功能的进行性丧失，临床上见进行性视野缺损、夜盲、视网膜色素沉着和视网膜电图异常。本病是一种致盲性疾病，常起于儿童或青少年早期，绝大多数发病在 30 岁以前，少数发病较晚，一般累及双眼。发病年龄越小，往往进展越速，预后越差，最终可能导致管状视野，双目失明或濒临失明。

本病在致盲眼病中占有相当大的比例，但至今尚无理想的治疗方法，治疗目标主要是抑制视锥、视杆细胞的凋亡，和对视细胞及 RPE（即视网膜色素上皮，全称为 "Retinal Pigment Epithelium"）的保护、修复或补充。除使用血管扩张剂、维生素 A、维生素 B、维生素 E、叶黄素、神经营养因子、钙离子拮抗剂、抗氧化剂等药物治疗和人工视觉外，多年来学者们进行了各种治疗方法的研究或尝试，包括视锥、视杆细胞、RPE、虹膜色素上皮、干细胞移植手术，致病基因替代及灭活、神经生长因子基因、抑制凋亡调节因子基因等基因治疗的研究；亦有如紫外线自血回输、上直肌分流埋藏术、自体血管取材侧支循环建立术等方法，期望通过改善视网膜营养状态达到治疗目的，但均未能收到确实可靠的疗效。

学生： 既然本病是遗传学疾病，是不是应该从肾论治？

老师： 该病虽为遗传性疾病，但并不是都要责之于"先天不足"。视网膜色素变性在中医属于"高风内障"范畴，又名雀目、阴风障。一般认为乃元阳、真气不足所致，临床分为命门火衰、真阴不足、脾胃虚弱几型。韦氏眼科认为该病属肝肾不足，脾气虚弱，脉道阻塞，清窍失养，精明失用。治以益气升阳、滋补肝肾、益精明目。

学生： 老师的方药中常常使用子类药，用于本病的子类药是不是多为补益药?

老师："诸子明目"，子类药物在药理学界有眼科"中药维生素"之称，多有治目、明目之效。以诸子类药为主配伍而成的中药复方，还对视网膜有保护和促进损伤后修复的作用。要想善用诸子，配伍得当十分重要。本病例首方中四子皆滋补肝肾明目，但各有侧重，枸杞子平补肾精肝血、补阴助阳，补先天之不足；五味子敛阴益气宁心，宁虚热之扰；楮实子养阴血，清肝经之热；菟丝子温阳益精，性平不燥，《经》言辛以润之，菟丝子之属是也，与辛香燥热之辛，迥乎不同"。《本草正义》谓其"为养阴通络上品，其味微辛，则阴中有阳，守而能走"，尤宜用于此正气不足之人，平补阴阳。

学生：同样是补气，本案中用的是"党参配枳壳"，这与老师另一个常用药对"黄芪配陈皮"，在选择上应如何取舍?

老师：本例患者虚热未除，故补气药用党参，健脾运而不燥，滋胃阴而不湿，润肺而不犯寒凉，养血而不偏滋腻，鼓舞清阳，振动中气而无刚燥之弊。在"络瘀暴盲"医案中曾提到，若重用黄芪，多配伍陈皮，而本例中理气药则选用枳壳。陈皮辛苦，温，与黄芪升阳益气；枳壳苦辛酸，微寒，配党参既可辛甘化阳，又可酸甘益阴，补而不峻，养而不燥。"黄芪—陈皮"与"党参—枳壳"虽皆为益气与行气之配伍，但在遣方之时，当结合病体病势斟酌选用。

【传承心得体会】

早在清代，《杂病源流犀烛·目病源流》已认识到高风内障的遗传性，"有生成如此，并由父母遗体"。该病与先天禀赋关系密切，又为慢性进展性疾病，久病耗伤，肝肾阴精、脏腑气血多有亏虚。本病例方用驻景丸加减。驻景丸出自《银海精微》，与清热剂合用于"肾水衰不能济于肝木、荣肝血，不为心火交济"之证。本案患者已近老年，素体不盛，阴血耗伤而见虚热征象。故酌减温阳之力，加银柴胡清虚热，以免攻补之力过峻，病体不受。待患者寒热平顺之后，调整治法，以党参、归、芪平补气血，诸子滋补肝肾，石决明、谷精草清肝明目退翳，再加理气消积之品，既能通行气机，使补而不滞，又可健脾助运，顾护后天。此外，谷精草与石决明贯穿本病例始终，是韦老师治疗本病常用药对，此二品配伍精妙，一轻一重，一甘一咸，一表一里，一上一下，疏散与潜镇并效，使药力上下通行，内行脏腑，外走清窍，体安目明。

此慢性进行性疾病，停止治疗就意味着病情会逐渐恶化，因此治疗依从性对治疗效果非常重要。长期治疗维持阶段，以成药与汤剂交替使用，在患者条件允许时，适当配合针灸和服用叶黄素等保健品，兼顾患者长期用药的脾胃负担和经济负担。总之，治疗原则应是：调整机体寒热偏性后，平补先后天，药力和缓，以求治疗效果稳固而持久，尽可能地保护和改善患者生存质量，帮助患者建立治疗信心和合理的治疗期望，医病、医人、医心。

从脾论治年龄相关性黄斑病变案

【医案】

患者李某。性别：男。年龄：70 岁。

初诊：2010 年 6 月 16 日。

主诉：双眼前固定暗影 10 年，视力下降 6 个月。

现病史：10 年前患者无明显诱因双眼前先后出现固定暗影，呈淡灰色，外院诊断为"双眼年龄相关性黄斑病变"。但因平日工作忙碌，未予重视，一直未积极治疗。半年前视力明显下降，外院 FFA（即荧光素血管造影，全称为"fluorescein angiography"）及 OCT 均提示"左眼年龄相关性黄斑变性（湿性）、右眼黄斑病变"，并提示有 RPE 脱离，建议行 PDT（即光动力）治疗，患者有顾虑，遂来寻求中医治疗。既往有高血压病史，自诉药物控制尚可。

刻下症：双眼视物不清，左眼尤甚，不伴眼痛眼胀。全身无不适，纳眠可，二便调。舌尖红，苔薄微腻，脉弦细。

眼部检查：

视力：右眼 0.12，矫正 0.5，左眼 0.1，矫正 0.4。眼压：右眼 17mmHg，

左眼 15mmHg。双眼前节未见明显异常，晶体皮质不匀浑浊。眼底：双视盘色正缘清，右黄斑色泽灰暗不均，有浅黄色机化斑，未见出血。左黄斑区散在不规则出血，并伴有色素增生或紊乱。

西医诊断：双眼年龄相关性黄斑病变（右眼陈旧期，左眼湿性活动期）。

中医诊断：视瞻昏渺（心肝气郁，日久化火，灼伤血络）。

治法：清肝泻火，化瘀利湿。

方药：牡丹皮 10g，赤芍 10g，夏枯草 10g，连翘 10g，炒白术 20g，茯苓 15g，三七粉 6g（冲），泽泻 10g，淡竹叶 10g，太子参 20g，生甘草 10g。水煎，饭后温服，每日 2 次。

二诊：2010 年 7 月 29 日。

服药后自觉视物较前清晰。

2 周后常感疲乏，余无不适。

眼部检查：

矫正视力：右眼 0.5，左眼 0.6。左眼底出血部分吸收。

治法：清肝凉血，益气活血兼燥湿。

方药：炒白术 30g，茯苓 15g，太子参 40g，炙甘草 10g，丹参 15g，白茅根 20g，枳壳 15g，夏枯草 15g，连翘 15g，生山楂 20g。水煎，饭后温服，每日 2 次。

三诊：2010 年 8 月 25 日。

视力增至右眼 0.5，左眼 1.0。右眼底情况同前。左黄斑区出血仅残存斑点状，其颞上散在硬性渗出。

原方加三七粉 6g（冲），车前子 15g（包煎）。水煎，饭后温服，每日 2 次。

七诊：2010 年 11 月 3 日。

患者一直坚持治疗，双眼前暗影明显变淡，视力提高。

眼部检查：

矫正视力：右眼提高至 0.8，左眼 1.0。眼底：右黄斑区色素分布紊乱，左黄斑区出血吸收，色素不均，其上方可见几个稀疏硬渗点。

辅助检查：OCT 显示双黄斑区原色素上皮脱离已恢复，左眼未见新生血管。

方药：给予知柏地黄丸，每次 8 粒，每日 2 次，服 1 个月。

末诊：2011 年 5 月 18 日。

患者因体检怀疑青光眼来就诊。

眼部检查：

矫正视力：右眼 0.6，左眼 0.8。眼压：右眼 15mmHg，左眼 13mmHg。双眼晶体皮质轻度浑浊。眼底：双视盘色正，边缘清晰，杯盘比（Cup-to-Disc Ratio，C/D）约为 0.5，未见切迹。双黄斑中心凹反光消失，色素紊乱并见脱色斑，未见出血及渗出。排除青光眼的检查未见异常。嘱患者监测眼压，定期复查眼底。

【师徒评案】

学生： 年龄相关性黄斑变性是不是都比较难治？

老师： 年龄相关性黄斑变性，又称老年性黄斑变性，其发病率随年龄增加而上升，典型表现为中心视力下降，视物变形、色觉异常。本病多双眼先后或同时发病，并进行性损害视功能，严重影响患者的生活质量。其确切病因不明，可能与遗传因素、环境影响、视网膜慢性光损伤、营养失调、代谢障碍等有关。根据有无脉络膜新生血管形成，可将本病分为非渗出性（干性、萎缩性）和渗出性（湿性）。前者无有效治疗方式，但大多视力下降较缓，临床上一般建议患者随诊观察，或辅助服用叶黄素类保健品；后者若视功能损害急重，西医主要采用玻璃体腔注射抗血管内皮生长因子、光动力治疗或手术治疗。

学生： 该病属于瞳神疾病，一般是"从肝肾论治"吧？

老师： 黄斑变性在中医并无确切病名，常根据患者自觉症状，称为"视瞻昏渺""视直如曲""视瞻有色"等，属内障眼病范畴，在五轮中确实属于"水轮"瞳神。传统中医眼科内障眼病多从肝肾论治，然黄斑居于眼底正中，《素问·阴阳应象大论》曰："中央生湿，湿生甘，甘生脾，其在天为湿，在地为土……在脏为脾，在色为黄。"《素问·金匮真言论》曰："中央黄色，入通于脾。"近现代眼科医家将经典与眼科临床相结合，陈达夫先生认为黄斑源于中焦脾脏的精华，中焦不健，则气散精不聚，导致视物昏蒙。

中焦脾胃乃一身之枢纽，脾胃健运，则气机畅达，否则气血水液不得运化，气滞血瘀，络阻为瘀，络损出血；水湿痰浊聚成水肿、渗出。且津血同源，津停为痰、血阻成瘀，痰瘀交结，气机紊乱，脉络失常，痰瘀病邪更生，因果循环，如此往复，病邪趋里入深，胶着不去。因此对于黄斑区出现出血、渗出、水肿表现的年龄相关性黄斑变性，当从脾论治，祛痰化瘀、祛邪扶正。

学生： 如果眼底未见出血，还需要化瘀吗？

老师： 化瘀未必要见出血，本病出血少或已吸收时，并非无瘀。唐荣川曰："……痰水之壅，由瘀血使然"。另外，痰湿郁久，阻滞血脉，亦可化为瘀血。活血化瘀可以促进水肿、渗出等的吸收消散，还可改善黄斑区神经细胞的循环供应，优化其营养状态，促进视功能的恢复。对于病久痰瘀黏结相搏、胶结难解者，则酌加软坚散结之品，促进病灶的消散。

学生： 是不是除了年龄相关性黄斑变性，"痰瘀同治"的思路也适用于其他黄斑病变？

老师： 是的。汉墓医简中已有将治血的当归、川芎、牡丹皮，以及治痰的漏芦、贝母合用的方剂，及至《内经》虽未明确提出痰与瘀的相互联系，但其对痰瘀学说的认识和应用已初见端倪。《金匮要略》提出了"痰饮""瘀血"的病名，并分别描述了其临床表现。此后医家的认识更为深入，至隋唐年间，痰瘀同病、同治已被广泛认同。元代朱丹溪开创了痰瘀致病之先河，明确论述了成因"痰夹瘀血，遂成窠囊"和"择其多寡而治之"的治疗思路。叶桂首创"久病入络"学说，认为其病机多"瘀闭痰结"，极大地促进了痰瘀学说的发展。现代诸中医名家从痰瘀相关论治各科疾病，我们将痰瘀互结理论应用于眼科，治疗多种常见病、疑难病，疗效确切。

我们工作室成员曾用数据挖掘分析我治疗黄斑病变的用药规律，结果显示高频药组有"①凉血治血化瘀"药组、"②益气健脾、理气化湿（利湿）"药组和"③化痰软坚散结"药组，且眼底表现与高频用药亦有较明显关联，即出血关联①、②，渗出关联②、③，机化则三组皆有。由于机化的出现多已处于病变中后期，此时病情相对复杂，用药更多样，因此其药对出现频率也较另两类低。这些配伍思路与"痰瘀同治"理论相符，对临床遣方用药很有参考价值。

【传承心得体会】

随着人口老龄化，年龄相关性黄斑变性的发病率逐渐提高，该病的治疗难点在于反复的出血、渗出损害中心视力。西医采取抗 VEGF（即血管内皮生长因子，全称为"vascular endothelial growth factor"）球内注射或激光治疗，虽可暂时改善，但不能完全阻止复发，而中医辨证论治的目的不只在于消散已有的瘀血、水湿、痰浊，还应通利血络、畅行水液、健运气血，散邪与扶正并行，使气血津液各安其位，邪不得聚。

本例初诊时因工作劳碌，情志不舒，心肝郁热动血，就诊时距离发病已有数月，出血部分吸收，瘀血未散，脉络不通，水湿聚而不行，有瘀、湿、热诸邪胶着之势。故投以夏枯草清肝散结，化其胶着；连翘清热透邪于外，牡丹皮、芍药凉血入里；再加茯苓、炒白术、泽泻健脾利水湿。因患者素体渐亏，余邪未消，故选用补而不燥的太子参。如遇水肿盛者，可改用生黄芪，并重用；如遇出血多，可依眼底血证之治则，先以白茅根、旱莲等凉血宁血；对病久瘀血、水肿不退，局部机化者，则应酌加化痰消肿散结之品（参见"鹘眼凝睛"医案）。

痰瘀同治糖尿病性视网膜病变案

【医案】

患者林某。性别：男。年龄：50 岁。

初诊：2012 年 3 月 14 日。

主诉：双眼视物不清 7 年，加重 6 个月。

现病史：患者于 7 年前被诊断为"2 型糖尿病"，但未给予重视，且因工作忙碌，导致平时饮食与睡眠不规律，血糖控制不佳。7 年间时有视物不清的情况发生，未曾诊治；近半年常觉疲乏，视物不清加重，经内分泌科诊治，血糖控制平稳后，眼部症状未改善，遂来诊。另有 5 年的高血压病史，血压控制在 120/90mmHg 左右。

刻下症：常有神疲、乏力，烦躁。纳可，眠不佳，大便稍干，小便调。舌暗红稍干，苔白微腻，脉弦滑。

眼部检查：

视力：右眼 0.3，左眼 0.5。眼压：右眼 15.6mmHg，左眼 14.3mmHg。双角膜透明，虹膜未见新生血管，晶状体轻度浑浊。眼底：双眼视盘颜色未见异常，边缘清晰，C/D 比值 0.3，动脉细且反光增强，A：V（视网膜动脉与静脉的直径之比）比例 1：2，双眼视网膜可见散在较多深浅层点、片状出血及硬性渗出，黄斑区受累，双眼视网膜散布棉絮斑。FFA 提示双眼重度非增殖性糖尿病视网膜病变，右侧伴有轻度糖尿病性黄斑水肿。

西医诊断：双眼重度非增殖性糖尿病视网膜病变，右眼轻度糖尿病性黄斑水肿。

中医诊断：消渴目病（瘀热胶结，气阴两伤）。

治法：化瘀通络，清热养阴益气。

方药：白术 15g，茯苓 15g，赤芍 10g，丹参 10g，黄精 20g，薄荷 6g，路路通 10g，车前子 15g，枸杞子 12g，三七粉 6g（冲），柏子仁 10g，决明子 10g。水煎，饭后温服，每日 2 次。配合视网膜激光光凝治疗。

二诊：2012 年 3 月 29 日。

烦躁减轻，仍时有疲乏，视物亦较前清晰。舌暗红，苔白微腻，脉弦滑。

眼部检查：

视力：右眼 0.5⁻，左眼 0.5。双眼前段无异常。眼底：双眼视网膜出血减少，硬性渗出及棉絮斑依然存在，可见散在激光斑。

方药：白茅根 20g，白术 15g，茯苓 15g，炒蒲黄 10g，黄精 20g，三七粉（冲）6g，浙贝母 15g，车前子 15g，生薏苡仁 15g，三七粉 6g（冲），柏子仁 10g，枳壳 10g。水煎，饭后温服，每日 2 次。

四诊：2012 年 4 月 25 日。

全身症状显著减轻，偶因工作压力有眠差，二便调。舌暗红，苔薄白，脉弦。

眼部检查：

视力：右眼 0.6，左眼 0.6⁺。双眼前段无异常。眼底：双眼视网膜出血明显减少，可见少量硬性渗出及棉絮斑，可见视网膜散在激光斑。

辅助检查：OCT 提示黄斑水肿基本消失。

方药：白术 15g，茯苓 15g，黄精 20g，三七粉 6g（冲），浙贝母 15g，生薏苡仁 15g，百合 10g，枳壳 10g，路路通 10g，枸杞子 12g。水煎，饭后温服，每日 2 次。

末诊：2012 年 6 月 5 日。

患者自述全身无明显不适，纳眠可，二便调。

眼部检查：

视力：双侧均为 0.8。双眼前段无异常。眼底：双眼视网膜出血、硬性渗出及棉絮斑均较少，可见视网膜散在激光斑。

方药：守方隔日 1 剂，并加用羟苯磺酸钙胶囊 0.5g，每日 3 次，口服。嘱患者继续随诊治疗，定期复查，饮食有节，起居有常。

【师徒评案】

学生：现在 DR（即糖尿病视网膜病变）的发病率很高，在临床非常常见，是不是糖尿病对眼底的危害很大？

老师：DR 是糖尿病最常见且严重的微血管并发症之一。DR 的发生和发展与糖尿病类型、病程长短、发病年龄及血糖控制情况等密切相关。此外，高血压、高血脂、肾病、肥胖及吸烟等因素均可加重 DR。近年来我国糖尿病的发病率逐渐上升，导致因 DR 而致盲的人数也在增加。随着感染性眼病的有效控制和人均寿命的延长，DR 已成为当今最重要的致盲眼病之一。

长期患有糖尿病的患者几乎都会出现不同程度的视网膜血管病变，其最早出现的眼底改变包括微血管瘤和出血。血管的改变可以发展为毛细血管无灌注区，进而导致出血量增加、棉絮斑形成和视网膜内微血管异常等。持续的缺血最终可能导致视网膜血管闭塞和病理性增殖，表现为视盘或视网膜的新生血管。在该病的病程中，血管通透性的增加还会导致视网膜水肿。视力下降通常由黄斑区出血、水肿、黄斑区毛细血管无灌注、玻璃体积血或牵拉性视网膜脱离等原因引起。

学生：中医典籍对 DR 也没有记载吧？

老师：糖尿病在中医属"消渴"范畴，由于古代检查手段所限，中医典籍中没有对 DR 的明确记载，但对于消渴患者出现视力障碍早有认识，并将之纳入"视瞻昏渺""云雾移睛""暴盲"及"血灌瞳神"等症。后人将此类由消渴引起的内障眼病称为"消渴目病"。一般认为其病机为糖尿病日久，肝肾亏虚，目失濡养；阴虚致虚火上扰，灼伤目络；日久耗气伤阴，气阴两虚，瘀阻于目；阴损及阳，致阴阳两虚，寒凝血瘀，目络阻滞，痰瘀互结，最终均伤及目。

学生：DR 的中医治疗是否也像糖尿病一样遵循"三消"的辨证方法呢？

老师：多年来，糖尿病的"三消"理论认为消渴基本病机为阴津亏损，燥热偏盛，以阴虚为本，燥热为标，后期阴损及阳，致阴阳两虚。但近年来临床专家提出，饮食不节、久坐少动、情志失调等导致食、郁、痰、湿、热、瘀交织而致糖尿病。其病机演变基本按郁、热、虚、损 4 个阶段发展。发病初期以六郁为主，多为实邪，郁热日久，才会耗伤气阴，继而阴损及阳。

虽然 DR 发病率会随糖尿病病程延长而升高，但出现 DR 的糖尿病患者未必都已有明显的久病耗伤，且随着糖尿病患者的平均年龄趋于年轻化，不少早、中期的 DR 患者并无明显虚损，或是虚实夹杂，以实邪为主。还有一些患者虽有疲乏、倦怠、烦热，但气血不虚，辨其病机，乃气机郁滞，与热胶结，气血不得畅达肌体，郁热蒸扰于内而致。因此，对于这类患者，宜据其实邪之强弱，在攻邪或祛邪的同时，对气、血、精、津予以适度的顾护或扶助，特别是对于素体不虚者，治疗目的应是解除诸邪之胶着，清除邪热、疏利气机、通利血络，有余者损之，不足者助之，使气、血、精、津各行其道，五脏六腑各安其职。

我们中医临床医师既要勤求古训，钻研经典，又须与时俱进，临证切勿墨守成规。无论疾病如何变化，都要将局部与整体合参，辨证审因，法随证立，方以法成，万变不离其宗。

【传承心得体会】

本例患者虽有糖尿病病史多年，且素来摄生不慎，气血受损，有倦怠、烦热等气阴耗伤之征象。然而，作为中年男性，结合其舌脉可见，虚损虽有但不甚。在眼科病患中，全身表现常不明显，眼科经典《审视瑶函》中更有"目病不专重诊脉"之论，但临床辨证，局部与全身，缺一不可，舌脉是辨明虚实寒热真假的重要依据。

因此，在本病案中，补益之力不可重，以黄精、苓、术平补脾肾，《本草便读》称黄精"味甘如饴，性平质润，为补养脾阴之正品"，其既能补肾健脾又能润肺，补而不燥，最宜用于气阴不足之证。考虑到患者工作劳碌、压力大，且饮食、起居不节，木郁侮土，故以薄荷疏利，且与上诸补益药有辛、甘上扬之势。在扶助正气的同时，祛散诸邪才能从根源上解决耗伤的问题，故以丹参、赤芍、路路通、三七粉、车前子、决明子化瘀通络、清热利水湿。

二诊时发现眼底出血有所吸收，但渗出物及棉絮斑仍在，渗出属痰湿，棉絮斑是脉络瘀滞所致，故治法调整为痰瘀同治。处方加白茅根凉血，是用以减轻光凝术带来的外源的热邪。

糖尿病视网膜病变的长期治疗在于调护，故以"健运中焦、平补气阴＋化瘀止血通络＋利湿化痰散结＋理气"的配伍，清余邪、健后天、扶正气，保持气机、血络的通畅，避免湿浊、痰饮的聚集，维护气血阴阳的平衡。

第三章 目系疾病案例

增液地黄汤治疗视神经炎案

【医案】

患者闻某。性别：男。年龄：23 岁。

初诊：2020 年 7 月 29 日。

主诉：右眼视力突然下降 1 周。

现病史：患者 1 周前无明显诱因出现右眼视力急剧下降，视物遮挡，伴眼球转动痛和头痛。休息后无缓解，且右眼视力持续下降至无光感，随后就诊于我院。既往体健，否认家族遗传性疾病史。

刻下症：因工作原因经常熬夜。现视物不见，眼球转动痛，偶有头痛。舌微红，苔薄，脉细数。

眼部检查：

视力：右眼无光感，左眼矫正视力 1.0。双侧外眼检查未见异常，右眼瞳孔对光反射迟钝，RAPD（即相对性传入性瞳孔障碍，全称为"relative afferent pupillary defect"）（＋）。眼底：右眼视盘色淡红，边界欠清，血管走行未见异常，黄斑中心凹反光不清。

辅助检查：OCT 显示右眼视盘周围神经纤维层增厚，尤其是颞上方达 184μm。VEP（即视觉诱发电位）显示右眼 1.0Hz P2 波潜伏期延长，8Hz 未引出明显波形。眼眶 MRI（即磁共振成像）可见双侧视神经鞘膜强化。颈部 MRI 提示隐见颈 3～颈 6 异常信号影。头颅 MRI 未见明显异常。血清检测 NMO-IgG411U/mL（+++），MOG-Ab（-）。脑脊液 NMO-IgG、MOG-Ab、寡克隆区带均为（-）。抗核抗体谱及自身抗体谱、类风湿因子、C 反应蛋白、TORCH（一组病原微生物的英文名称缩写）八项均未见异常。

西医诊断：右眼视神经脊髓炎谱系疾病。

中医诊断：右眼目系暴盲（阴虚火旺证）。

治法：滋阴清热，壮水制火。

方药：熟地黄 20g，生地黄 10g，麦冬 10g，玄参 10g，泽泻 15g，牡丹皮 10g，山药 15g，茯苓 15g，丹参 10g，山茱萸 10g。14 剂，水煎服，每日 1 剂，分 2 次服。

针灸治疗：运用"韦氏三联九针"针灸之法，通经脉，调气血，益精明目。眼周选内睛明、上明、承泣深刺并轻微捻转；丝竹空透鱼腰、四白透下睛明；全身配以风池、合谷、足三里、三阴交、光明、太冲等穴，以补法为主。

西医治疗：甲泼尼龙琥珀酸钠 1g 静脉滴注，每日 1 次，连续 5 天，视力未见明显好转；随后减量至 500mg 静脉滴注，每日 1 次，连续 3 天；之后改为醋酸泼尼松龙片 50mg，每日 1 次，晨起顿服，并逐步序贯减量；同时小剂量长期口服吗替麦考酚酯片；辅以营养支持治疗及补钙、补钾，保护胃黏膜等对症治疗。

二诊：2020 年 8 月 14 日。

患者眼球转动痛基本消失，偶有头痛，食欲佳。

眼部检查：

视力：右眼矫正视力恢复至 0.02。右眼视盘水肿未见明显改善。视野检查显示右眼颞侧下方视野缺损，MS18.9。

方药：嘱其继续口服吗替麦考酯，激素序贯减量，中药去生地黄，加猪苓，佐以茯苓、泽泻以加强利水渗湿之功，续服 21 剂。停止针灸治疗，出院。

三诊：2020 年 9 月 11 日门诊复诊。

患者诉说工作劳累，眼眶痛，时有头痛，易疲乏。

眼部检查：

视力：右眼矫正视力恢复至 0.8。视野仅存中心小暗点。

方药：去麦冬、熟地黄，加锁阳 10g，淫羊藿 12g，黄芪 20g，白术 15g，防风 10g，丹参加量至 15g。嘱其继续口服吗替麦考酚酯，激素序贯减量，注意调整工作节奏。

四诊：2020 年 10 月 19 日。

头痛眼痛已基本消失。

眼部检查：

视力：右眼 3 个月矫正视力 1.0。视野恢复正常。

方药：中药减量至隔日 1 剂，与贞芪扶正颗粒交替使用。嘱其继续口服激素和吗替麦考酚酯。后随症加减用药，并随访 1 年。最终激素与吗替麦考酚酯相继停药，视神经炎未再复发。

【师徒评案】

学生：视神经脊髓炎谱系疾病是一种什么疾病呢？

老师：视神经炎是中青年人视神经病变中最为常见的类型，广义上包括累及视神经的各种感染性和免疫介导性疾病，以及中枢神经系统的炎性脱髓鞘疾病。NMOSD（即视神经脊髓炎谱系疾病，全称为"neuromyelitis optica spectrum disorders"）是中枢神经系统炎性脱髓鞘疾病的一种类型，通常依据其特有的生物标记物——水通道蛋白 4 抗体（aquaporin 4–immunoglobuling，AQP4–IgG/AQP4–Ab）来区分视神经脊髓炎与多发性硬化相关的视神经炎。50% ～ 60% 的视神经脊髓炎患者的血清学检查可发现 AQP4（＋）。视神经脊髓炎相关的视神经炎可以是首发症状，也可以是病程中的一部分，在临床上多表现为急性或亚急性视力下降，重者可能在 3 ～ 7 天内失明。

学生：中医如何认识本病呢？

老师：中医眼科将其归为暴盲范畴，《证治准绳·杂病·七窍门》中谓本病"外不伤于轮廓，内不损乎瞳神，倏然盲而不见也"。新世纪版《中医眼科学》将本病称为"目系暴盲"，目系即指视神经，使其定位更加明确。病因病机可由外感热邪，内传脏腑，肝火循经上扰，灼伤目系；或情志内伤，肝气不舒，气机郁滞，上壅目系；也可因久病体虚，或素体阴亏，阴虚火旺，上炎目系所致。借助现代仪器延伸扩展的望诊，中医眼科医生能通过西医辨病审因，结合中医整体辨证和因病因人而异的个体化灵活用药，采用中西医结合治疗视神经炎，这比单用西药治疗视神经炎更能发挥治疗优势。

学生： 患者在确诊视神经脊髓炎谱系疾病后，首选了静脉激素治疗，这是必需的治疗吗？

老师： 是的。对于视力在几天内就下降至无光感的患者，尽快挽救视力是我们的首要治疗原则。在疾病的急性发作期，规范、足量、足疗程的糖皮质激素是国际上公认的首选治疗。一般是甲泼尼龙 1g 静脉滴注 3～5 天，争取尽快恢复患者视功能，再根据患者视力恢复情况以及全身相关变化，确定后续序贯减量方案，同时增加免疫抑制剂治疗，以抑制免疫反应，防止复发，目前多选用吗替麦考酚酯片。在使用激素治疗的同时还要注意补钾、补钙以及保护胃黏膜，预防糖皮质激素相关并发症。

学生： 中医对糖皮质激素有何认识？

老师： 视神经炎的西医治疗以糖皮质激素为首选，但临床大剂量及长期使用激素会对患者的全身状况造成影响，并产生相应的症状、体征。有一些学者尝试用中医药理论来分析糖皮质激素的适应证、禁忌证、副作用，认为激素性大热，味甘，归肾、脾、肝、胆、心经，可大补元气、温阳固脱、开窍醒脑，并可疏肝利胆、纳气平喘、祛风止痒，应属"纯阳"之品。研究证实，激素产生副作用主要是外源性激素通过负反馈抑制 HPA or HTPA axis（即下丘脑 – 垂体 – 肾上腺轴，全称为"The hypothalamic–pituitary–adrenal axis"）的功能，以致 HPA 轴系统功能紊乱。HPA 轴相当于中医的"肾"，中医辨治应从肾入手。

学生： 如果激素是"纯阳"之品，其性必然大辛大热。治疗中使用如此大剂量的"纯阳"之品，是否会破坏机体的阴阳平衡？

老师：阴与阳相互对抗、相互制约和相互排斥，要求其统一，取得阴阳之间的相对的动态平衡，正如《素问·生气通天论》所谓"阴平阳秘，精神乃治"。阴为阳之守，阳为阴之使。大剂量的激素应用会伤耗阴液，阴不制阳，阳热之气相对偏旺而生内热，表现为食欲亢进、面赤身热、心烦少寐、兴奋激动、盗汗、痤疮、口干咽燥，舌红少津，脉细数等阴虚火旺之象。"虚则补之"，所以滋阴；阳热则动，"动极者镇之以静"，所以抑阳。因此，在治疗上不应一味以苦寒折其火势，本着"阳病治阴"之则，"壮水之主，以制阳光"，使阳热有所潜，采取滋阴清热、壮水制火之法，用增液地黄汤为基本方，六味地黄汤三补三泻，合增液汤润燥生津，增水行舟，寓泻于补，以补药之体，作泻药之用，既可攻实，又可防虚（《温病条辨》）。

学生：所以这个患者在早期使用激素时，老师选用了增液地黄汤是吗？

老师：是的。患者因病情需要而大剂量长期使用激素，对其全身情况必然造成影响。早期大剂量激素冲击，耗伤患者体内阴液，阴不制阳，相火妄动，阴虚阳亢；加之患者平素长期熬夜，阴不入阳，阴津亏耗，水不济火而生内热，更加重患者阴虚阳亢之证，治疗上给予滋阴清热，壮水制火之品，方剂选用的是增液地黄汤加减。方中重用熟地黄滋阴血填精髓，生地黄合玄参清热凉血兼以养阴壮水，三药共为君药；山茱萸补肝益肾涩精，山药补脾养胃生津并滋肾阴，麦冬甘寒滋润，大有滋阴润燥之功，三药共为臣药，君臣相配，肾肝脾肺之阴并补，以补肾阴治本为重；茯苓淡渗健脾宁心，宁君火以制偏亢之相火，并助山药健脾；丹参、牡丹皮凉血活血，牡丹皮亦可泻胆火，肝胆相表里，泻胆火以清肝经虚热，又制山茱萸温热之性；泽泻配熟地黄泄热化浊又使补而不腻。诸药合用补中有泻，滋阴清热，壮水之主以制阳光。

学生：大剂量激素冲击后，就会序贯减量改为口服，在激素减量过程中，辨证思路应该如何调整呢？

老师："阳化气，阴成形"，眼目功能的正常发挥依赖属于"阴"的精血津液等物质的濡养，而这些物质的化生与输布又依赖于"阳"的温煦与推动，阴阳互根互用。随着激素的长期使用和剂量递减，可使 HPA 轴系统反馈抑制，内源性激素分泌不足，外源性的"纯阳"之品也减少，助阳作用逐渐减弱。另外因病程迁延，阴虚日久，阴损及阳，导致阳气生化无源，无所依附，而出现阴虚为主或阳虚为主的阴阳俱虚之证。此时，要根据患者病情的发展变化酌情加入温补肾阳之品，如锁阳、淫羊藿等，以求阴阳并补。阳虚证重者可加制附子、干姜、甘草，"所谓附子无姜不热，有草不毒"。无论滋阴、补阳都应注意阴阳互根，用药兼顾阴中求阳，阳中求阴，以达到阴阳平衡，有助病情稳定和恢复。像这个患者，患者三诊时已使用激素近1个月，剂量在序贯递减中，此时随外源"纯阳"之品逐渐减少，兼之病程迁延，阴虚日久，阴损及阳，导致阳气生化不足，出现阴虚为主的阴阳俱虚之证，根据患者病情的发展变化，加入锁阳、淫羊藿温补肾阳，以求阴阳并补。同时，大量激素的应用也会伤阴助湿，损伤正气，使正虚邪留，因此加黄芪、白术益气固表，扶正祛邪。

学生：老师，在治疗后期的方药中有玉屏风散的思路，中成药也选择了贞芪扶正颗粒，这是为什么呢？

老师：脱髓鞘疾病相关的视神经炎，有一个重要的临床表现就是复发，随着复发次数增多，患者视功能损害会越来越重，因此防止复发是非常重要的临床课题。方药玉屏风散，黄芪甘温，内补脾肺之气，外可固表止汗；白术健脾益气，助黄芪以加强益气固表之功；佐以防风走表而散风邪，合黄芪、白术以益气祛邪。且黄芪得防风，固表而不致留邪；防风得黄芪，祛邪而不伤正，有补中寓疏，散中寓补之意，全方补气固表，外邪难侵。中成药贞芪扶正颗粒，仅黄芪和女贞子两味药，补气养阴、扶正固本，可提高人体免疫功能，保护骨髓和肾上腺皮质功能，达到巩固疗效，预防病情的反跳和复发的作用。

学生：激素的全身副作用不可忽视，在这个方面中医还有何建树呢？

老师：现代药理研究表明，一些中药具有免疫调节和免疫增强的作用，可以拮抗或改善激素引起的副作用。例如，熟地黄、生地黄、麦冬均可抵抗激素引起的阴虚阳亢副作用，并可对抗激素对大鼠HPA轴的抑制作用；锁阳、淫羊藿、甘草具有类似激素的作用，而无外源性激素副作用，能有效保护外源性激素对机体免疫抑制作用，亦可辅助撤除激素。合理运用中药，可以帮助不同程度地缓解和恢复因激素引起的机体阴阳失调，防止医源性糖皮质激素亢进综合征，减少病情反跳，防止戒断症，巩固疗效，预防复发。

【传承心得体会】

激素是一把双刃剑。在临床实践中要严格掌握激素使用的适应证，特别是大剂量激素的使用。在激素使用过程中，要灵活运用中药进行整体辨证施治，掌握好用药时机和治则。在视神经炎的治疗过程中，如何在稳定疗效的基础上掌控不同中药的使用时机，减轻大量激素使用对全身带来的影响，仍是一个值得深入研究的课题。韦老师的主要辨证思路如下：

1. 早期或短期大量用激素，应配合滋阴降火或扶阴抑阳兼祛湿法。

2. 在减药过程中，常出现阴阳两虚证，要注意在阴阳转化时，及时调整滋阴药或温阳药的比例。

3. 当激素减至维持量或完全停药后，多变成以阳虚证为主，可兼有气虚或阴虚血瘀，在重视补肾助阳治则的同时，要适当配伍益气、养阴、活血药。

4. 患者有痰证或热证时慎用激素。

5. 适合用中药取代激素治疗的眼病有对激素不敏感的慢性葡萄膜炎、白塞综合征、缺血性视神经病变、巩膜炎、进行性痛性眼肌麻痹等。

子类药巧治青光眼性视神经病变案

【医案】

患者崔某。性别：男。年龄：37 岁。

初诊：2019 年 10 月 16 日。

主诉：双眼视物模糊 5 年余。

现病史：患者 5 年前先后出现双眼渐进无痛性视物模糊，最初未予重视，随后无意中发现左眼几乎视物不见，并伴有视野缺损，遂就诊于当地医院。检查发现眼压升高至 35 ～ 38mmHg，被诊断为"原发性开角型青光眼，青光眼性视神经萎缩"。给予 2% 卡替洛尔滴眼液每日 2 次点眼治疗后，眼压可降至 25mmHg 左右，但不稳定，视力和视野持续恶化，于当地医院行双眼小梁切除术，术后眼压控制在 8 ～ 12mmHg，为求提高视力前来我院就诊。

刻下症：视物模糊，焦虑，眠差。舌淡红，苔薄白，脉弦细。

眼部检查：

视力：右眼 0.12，左眼手动 /30cm，矫正不能提高。眼压：右眼 11mmHg，左眼 9mmHg。双眼上方结膜可见局限性滤过泡隆起，局部颜色苍白，虹膜周切口通畅，晶体清晰。眼底：视盘边界清晰，C/D 比值右眼 0.9，左眼 1.0，黄斑中心凹反射可见。视野：右眼管状视野，左眼无法检测。

西医诊断：原发性开角型青光眼（抗青光眼手术后眼压控制）；青光眼性视神经萎缩。

中医诊断：青风内障（肝肾亏虚证）。

治法：滋补肝肾，益气养血。

方药：女贞子 15g，五味子 15g，车前子 15g，决明子 15g，枸杞子 15g，柴胡 10g，枳壳 10g，青皮 6g，当归 10g，黄芪 30g。14 剂，水煎服，每日 1 剂，分 2 次服。

二诊：2019 年 11 月 28 日。

患者的焦虑及睡眠状况有所改善。

眼部检查：

视力：右眼 0.15，左眼 0.03。眼压：右眼 11mmHg，左眼 8mmHg。其余眼部检查同前。

方药：加牛蒡子 15g，红花 10g，14 剂，水煎服。

三诊：2020 年 1 月 8 日。

患者的焦虑及睡眠状况明显改善。

眼部检查：

视力：右眼 0.2，左眼 0.04。眼压：右眼 12mmHg，左眼 9mmHg。其余眼部检查同前。

方药：去牛蒡子、红花、黄芪、柴胡，加楮实子 15g，太子参 30g。14
剂，水煎服。之后电话随访，患者的视力和眼压情况稳定，嘱其监测眼压，
并交替服用中药与复明胶囊 3 个月后逐渐停药。

【师徒评案】

学生：患者首次去医院就诊时，病情已经发展到晚期，出现了明显的视
神经萎缩。青光眼发病都是这样悄无声息的吗？

老师：青光眼是一组以病理性眼压增高为主要危险因素，具有特征性视
神经萎缩和视野损害，最终视力下降甚至失明的眼病。青光眼是目前首位不
可逆的致盲性眼病，其中开角型青光眼发病隐蔽，多数患者在早期无明显症
状，病情进展极为缓慢，视力和视野在不知不觉中丧失，因此被称为"窃取
光明的小偷"。研究资料表明，在发达国家约有 50% 的青光眼患者并不知道
自己患有青光眼，而在发展中国家，则有超过 90% 的患者对自己所患的疾病
一无所知，甚至从未听说过青光眼。因此，充分掌握青光眼的临床特征，临
床上增强警惕意识，尽量做到早期诊断，及时治疗，争取终生保持有用的视
力，意义重大。

学生：青光眼的治疗都是以降低眼压为主，这样能彻底治愈青光眼吗？

老师：一般说来，大多数青光眼是不能完全治愈的，特别是开角型青光
眼，只能有效地控制病情或尽可能延缓病情发展，使患者在其有生之年保持
良好的视力，所以青光眼是终生疾病，需要定期复查随访。青光眼导致视
神经不可逆损害的机制中，眼压学说一直占据主导地位，眼压是导致视功能
损害的最危险因素，降眼压是控制病情的根本。因此无论是激光、药物或手
术治疗，都是直接针对降低眼压的。尽量将眼压控制在目标眼压或靶眼压水
平，并使目标眼压在昼夜 24 小时中尽量平稳而减少波动，是治疗的主要目
的，也是客观评价各种药物治疗青光眼性视神经萎缩有效性的重要指标。

学生：中医是怎样认识青光眼的呢？

老师：中医对青光眼的认识历史悠久，据考证要比西欧早 700 多年。南
北朝时期的眼科专著《龙树菩萨眼论》中已有绿风、黑风等类似青光眼的病
名。明代《证治准绳》将青光眼统称为五风内障，并分门别类详细论述，这

在全凭肉眼观察的古代是十分了不起的。直至现在，中医眼科仍沿用五风内障称呼青光眼，其中青风内障和绿风内障分别类似原发性开角型青光眼和急性闭角型青光眼，黄风内障相当于绝对期青光眼。中医认为，青光眼是由于情志过伤，肝胆火旺，肝肾阴虚阳亢，肝胃虚寒等引起脉络失通，神水（即房水）瘀滞所致，和情绪激动、过度疲劳、脾胃受寒等诱因有关，也可以由先天因素和其他眼病造成。中医治疗青光眼，强调整体观念和辨证论治相结合，灵活运用，结合每个患者具体证候进行个性化治疗。

学生：中药能否降眼压？

老师：曾有实验研究提示，某些单味中药如半夏、茯苓、车前子、牛蒡子等都有不同程度的降眼压作用；中药成方如茯苓合剂、五苓散等也被发现有降眼压的效果。此外，传统眼科中药成方如龙胆泻肝汤、平肝熄风汤、滋阴地黄汤等可以通过辨证施治用于辅助治疗青光眼。但必须强调，无论是上述药物还是针刺治疗，都无法持久有效地降低眼压。因此，停用降眼压的西药而单独用中药治疗青光眼的想法是错误的。

学生：中医中药应该如何参与青光眼的治疗呢？

老师：降眼压是控制青光眼的根本，其次是视神经保护。对于青光眼的治疗，我们应该客观对待中医和西医治疗各自的优势和不足，向患者反复强调眼压失控的危害和中医降眼压的局限性，要求患者一定要在应用西药及手术的方法将眼压控制在理想水平后，再行中医治疗，以保护视神经，稳定眼压，改善视功能，避免患者因对中医疗效的盲目期望而延误治疗。

学生：对于青光眼患者在眼压控制后，中药保护视神经的用药思路是什么？

老师：对于抗青光眼手术后的稳定期或者开角型青光眼药物治疗的患者，可在辨证的基础上加五子降压汤治疗。古人认为"诸子明目"，多种子仁类药可入目以疗目疾。本案病例的患者是在抗青光眼手术治疗后为进一步治疗视神经萎缩而来诊。方中决明子苦寒泄热，甘咸益阴，既清泻肝火，又兼益肾阴，与不同药物配伍可治肝经实火，肝肾阴亏等症；女贞子补肝肾之阴、乌须明目，药力平和，缓慢起效，清补之品，补而不腻；五味子敛肺滋肾、生津敛汗、涩精止泻、宁心安神、益气生津；枸杞子甘、平，入肝、肾、肺三经，凡肝肾阴虚所致视力减退，头晕目眩的内障病患均可加用；车前子甘而清利，利水通淋，分清浊，清肝热明目；五子合用疏肝理气、补肾开窍明目，加当归养血活血，黄芪补中益气、利水消肿。由于青光眼患者在漫长的随诊用药或多次手术后难免产生急躁、焦虑或悲观消极情绪，因此方中柴胡、枳壳、青皮等理气宽中之品，既可调畅气机，升降有度，又可引药入经，直达病所。

【传承心得体会】

古人认为"诸子明目"，多种子仁类药可入目以疗目疾。如顾锡所著《银海指南》中，治疗青盲和圆翳内障的方剂常多种子仁类药并用，如加减驻景丸、四物五子丸、六味五子丸及田氏五子饮等。所谓五子降压，实际不必拘泥，可少则三四子，多则七八子，随证候而变通。除了上述医案中所用子类药，其他如牛蒡子疏散风热，解毒散肿，于升浮之中又有清降之性，外散风热、内泄其毒、通利二便、滑肠利水；青葙子则通过清泻肝火、退翳明目而取效；地肤子凉血利膀胱热、清热利水明目；蔓荆子散肝经风热、清利头目、止痛明目；茺蔚子活血化瘀、清心凉肝明目。诸子合用，在清泻肝火、通便利水的基础上降低眼压，同时用滋阴敛肺、补肾益精之品，避免通利太过而伤津伤阴。在五子或数子的基础上，加扶正药如黄芪、白术补益肺脾肾，加当归、白芍补血养肝，山药、熟地黄补肾益精等。

韦老师在临证治疗其他视神经疾病时也经常使用种子类明目药。选药时按照种子类药性味归经作用，常将性味甘苦偏寒凉的车前子、地肤子、决明子、牛蒡子与性味甘平、以滋补肝肾为重的菟丝子、枸杞子、女贞子、桑椹子、楮实子搭配使用，这样有利有敛，有补有泻，有寒凉有温润，以使药性互补。

另外，韦老师强调，在青光眼的治疗过程中讲求以人为本，重视整体、精神、环境等多方面因素对病情和治疗的影响。应遵循"局部→双眼→全身→心理→社会"的诊疗思维模式。患者具体治疗方案的选择，要全面考虑其病情、年龄、性格、所处地区等多方面因素制定治疗和随诊方案，如对于相对偏远地区的患者，要强调监测眼压和视野的重要性，而不是简单地交代"要把眼压降得低些"，以免其不能及时随诊贻误病情；对年轻的患者应指定更低的靶眼压，以保证他在生存期内维持足够的视功能；对于典型的"青光眼性格"患者，在漫长的治疗过程中还要关注其情绪波动和心理变化对眼压的影响，要将解释病情与疏导情志相结合，采用中药调理，防止形成"心理负担—病情加重"的恶性循环。

气血辨证治疗外伤性视神经病变案

【医案】

患者李某。性别：男。年龄：13岁。

初诊：2021年9月9日。

主诉：右眼外伤后视物不清3周。

现病史：患者于3周前骑电动车跌伤后出现右眼视物不清，右眼睑挫伤，右额部头皮血肿。当地医院头颅CT显示右眼眶下壁及视神经管内壁骨折，怀疑存在下直肌及视神经钝挫伤，遂于伤后2日行鼻内镜下右视神经管减压术，并接受高压氧舱治疗。术后，右眼视力由无光感逐渐恢复至指数/20cm。患者为求中西医结合治疗，经门诊以"右眼外伤性视神经病变"收入我科。

既往史：平素体健，否认高血压、糖尿病、冠心病等慢性病史，否认肝炎、结核等传染性病史，否认外伤、中毒史，否认输血史。

刻下症：右眼视物模糊，精神、食纳、夜寐可，二便调。舌红，苔薄白，脉弦。

眼部检查：

视力：右眼指数/20cm；左眼0.8。眼压：右眼8.6mmHg，左眼14.8mmHg。双眼眼球运动无明显受限，眼位正；双眼结膜无充血。角膜透明，KP（－）；前房中深，Tyn（－）。双侧瞳孔等大正圆，直径3mm，右眼RAPD（＋）；双瞳孔区晶体透明。双眼玻璃体轻度浑浊。眼底：右眼视盘色淡红，鼻侧边界略欠清，视网膜血管走行自然，粗细比例大致正常，黄斑中心凹反光消失。左眼眼底未见异常。

辅助检查：FVEP（即闪光视觉诱发电位，全称为"flash visual evoked potential"）示 P2 峰潜时延迟，振幅降低。

西医诊断：右眼外伤性视神经病变（视神经管减压术后）。

中医诊断：撞击暴盲（气虚血瘀证）。

治法：益气活血，开窍明目。

方药：重明益损汤加减（韦企平经验方）。生黄芪、炙黄芪各 10g，党参 10g，全当归 10g，川芎 6g，赤芍 6g，生地黄 10g，红花 6g，柴胡 10g，枸杞子 10g，石菖蒲 10g，女贞子 10g，菟丝子 10g，枳壳 10g。14 剂，水煎服，每日 2 次。注射用鼠神经生长因子 30μg，肌肉注射，每日 1 次，共 21 次。

针刺治疗：局部取伤眼侧四周穴，如球后、承泣、上明、睛明、攒竹、鱼腰、丝竹空、阳白、四白等穴；全身配刺双侧太阳、风池、曲池、合谷、足三里、光明、行间等穴。

二诊：2021 年 9 月 23 日。

患儿视力无变化，但自觉视物亮度增加，其余眼部情况无明显变化。

方药：加用焦三仙各 6g。

三诊：2021 年 10 月 20 日。

眼部检查：

视力：提高至 0.02。眼底：右眼视盘色淡边界清晰，视网膜血管走行比例大致正常，黄斑中心凹反光欠清。视野（大光斑）中心视野严重缺损。

辅助检查：FVEP 示 P2 峰潜时仍延迟，振幅较前次明显提高。

方药：考虑患者外伤已 2 个月，视神经出现萎缩，遂调整方药，酌加疏肝养血药物，具体为全当归 10g，白术 10g，柴胡 10g，白芍 10g，茯苓 10g，党参 10g，枸杞子 10g，菊花 6g，枳壳 10g，石菖蒲 10g，炙甘草 6g，女贞子 12g，五味子 10g，神曲 10g。28 剂，水煎服，每日 2 次。后多次复诊，随证加减。

末诊：**2022 年 6 月 29 日**。

眼部检查：

视力：提高至 0.06。眼底：右眼视盘色苍白，边界清晰；视网膜血管略细；黄斑中心凹反光欠清。视野明显改善，缺损主要集中在颞侧，鼻侧视野基本正常。

【师徒评案】

学生：老师，这个患者外观并没有损伤，怎么会伤到视神经呢？

老师：外伤性视神经病变是因各种外力伤及颅眶区或眼部后发生的视神经损伤，这种损伤可以发生在从视神经眼内段到颅内段的任何部分。根据发病机制，可以分为直接视神经损伤和间接视神经损伤。间接视神经损伤通常没有额面部穿通伤口，其损伤机制与视神经管的解剖及毗邻关系有关，所以又称管内段视神经间接损伤，这是临床医师关注的重点。外伤性视神经病变是临床上常见的视神经损伤原因之一，以交通事故、坠落伤、暴力击伤等原因多见。头部外伤，尤其是眉弓或额颞部撞击，是间接性视神经损伤的主要原因。这个患者就是因交通事故，伤及额颞部，引起管内段视神经损伤所致。

学生：外伤累及视神经的要首选手术治疗吗？

老师：对于外伤性视神经病变，迄今为止还没有公认的金标准治疗方案。当前主要治疗方法包括不同剂量、疗程和用药方式的全身激素治疗；视神经管减压手术、激素联合手术治疗及药物保守治疗。这些治疗方法各有利弊，在选择上存在不同的争议。另外，患者在眼部损伤的同时，还常常合并头颅、胸腹部、四肢、口腔、耳鼻喉等多个部位的损伤。多数患者为挽救生命，往往错过早期有效治疗时机，就诊时已经出现不同程度的视神经萎缩，此时更适合进行中西医结合治疗，以挽救患者的残余视功能。

学生：中医是怎么认识外伤性视神经病变的呢？

老师：中医眼科根据患者视力受损的速度和程度以及临床体征，分别称其为"物损真睛""撞击伤目""撞击暴盲"及"撞击青盲"等。本病因外伤所致，钝力撞击颅脑额眶，可致目系周围相关脉络破坏溢血，组织受挫水肿，或暴力震击目系，均可造成目系失养失用。临证时主要根据外伤损络，从气血方面论治，根据病程及眼部具体情况辨证施治。早期突受外伤刺激，骤然失明，精神惊恐，气机逆乱，升降失序，气滞脉络，血行失度，瘀血内阻，为气滞血瘀证；中期气随血脱，血少气亦亏，气虚无力运血，目系失养失用，为气虚血瘀证；病程迁延日久，耗气伤血，气血均亏，不能荣养目窍，目窍萎闭，为气血两亏证。

学生：所以气血理论在外伤性视神经病变的辨证论治中有重要的地位。这个患者您在临证时是如何考虑的呢？

老师：《温病条辨》指出，"善治血者，不求之有形之血，而求之无形之气"。中医治疗外伤性视神经病变时以行气血为主，兼以通调水道，通玄府，达到目受血而能视的效果。这个患者处于生长发育期，生机蓬勃，故"病因单纯，神气安宁"，病机主要为外伤导致气机失调，脉络不利，血行失度，目窍失于荣养。重明益损汤以补阳还五汤为主化裁而成，生黄芪、炙黄芪、党参益气活血，补气以行血通络；川芎、赤芍、红花活血化瘀，丹参活血通经、祛瘀止痛，全当归、生地黄活血养血，使瘀血去而不伤阴血；柴胡、枳壳疏畅胸中气滞，使气行则血行；枸杞子、女贞子、菟丝子补益肝肾、益精明目；石菖蒲畅达玄府、开窍明目。全方旨在益气活血，兼以行气，符合中医"气行则血行"之理，使气血运行正常，目系得养，视力上升。

学生：三诊时老师变换了辨证思路，是因为患者眼底表现的改变吗？

老师：是的。患者三诊时已是外伤后2个多月，眼底视盘颜色变淡，表现为视神经萎缩，因此临证用药思路随之改变，以益气活血、畅通玄府为法，方中党参益气以助血行，全当归养血活血，白芍益气合营，气血互生；炙甘草、白术、茯苓健脾益胃气；柴胡、枳壳疏肝理气，调畅气机，石菖蒲开窍；女贞子、五味子、枸杞子补肾明目，菊花清肝明目。脾为后天之本、生化之源，久药易伤脾，过劳易伤气，脾虚气弱，中气不足，直接影响精血的上承和清窍的充养，对长期服药的患儿常配伍炒谷麦芽、鸡内金、焦神曲等健脾消食导滞药。

学生：这个患者伤后视力比较差，所以老师采用针药结合治疗是吗？

老师：视神经损伤是急性病变，但视神经功能修复是一个慢性过程，所以坚持治疗很重要，针药结合也很重要。针灸有扶正祛邪、疏通经络、调气活血之效。早在《灵枢·邪气脏腑病形》中即有记载："十二经脉，三百六十五络，其气血皆上行于面而走空窍，其精阳气上走于目而为睛。"需要注意的是，外伤的患者可能伴有复合伤或眼眶多发性眶壁骨折，眶内解剖结构可能存在错位，针刺眼周穴位时宜浅刺为主。病程日久，已发生视神经萎缩时，可常规深刺，但应避开瘢痕组织。

【传承心得体会】

韦氏眼科治疗外伤性视神经病变，均从气血理论入手辨证施治。肝藏血，开窍于目，肝受血而能视；气为血帅，气有生血、行血、摄血之功；血为气母，血能载气，气也依赖于血的供养。气虚则血行无力，脉络瘀阻，气无所行，目无所养而不明。《内经》中也有"气脱者目不明，目得血而能视"的论述。因此，气血辨证是治疗外伤性视神经病变的根本。

本病患者可以没有全身症状，舌脉也常无特异性改变，临证时主要依据病程和眼底表现进行辨证。本病大致分3期治疗。伤后初期眼底正常，常为气滞血瘀证，应以血府逐瘀汤加减活血化瘀、利湿消肿，可适当加用祛风药物，并注意扶正祛邪；中期视盘颜色变淡，常为气虚血瘀型，可选补阳还五汤加减益气活血、开窍明目；晚期视盘苍白，动脉变细，常归入气血两虚型，可用八珍汤加减补气养血、滋阴明目。根据"津血同源"理论，可适当加用熟地黄、麦冬、枸杞子、女贞子等药物，这些药物不仅可以化瘀助通，还能益精明目。外伤后气血瘀滞，玄府闭塞，脉络不通，造成目窍失充失养是本病病机的关键。因此，益气活血是根本大法，方药中调理气机，畅通玄府之剂应贯彻始终。

通补兼施治疗缺血性视神经病变案

【医案】

患者虞某。性别：女。年龄：60岁。

初诊：2018年11月15日。

主诉：左眼突然视力下降7天。

现病史：7天前晨起时发现左眼视力下降，下方视物有遮挡感。于我院眼科门诊检查，视力1.0，眼底可见左眼视盘水肿充血，盘缘线状出血，诊断为"缺血性视神经病变"。给予复方樟柳碱注射液及中药治疗，但视力仍持续下降，现为进一步诊治前来就诊。

既往史：3年前右眼曾有类似病史，诊断为缺血性视神经病变，经治疗后视力稳定在0.1左右，伴有下方视野半侧性缺损。患者有十余年高血压、高血脂病史，目前通过药物控制，病情基本稳定。

刻下症：视物模糊，偶有头晕。纳眠可。舌暗红，苔薄白，脉弦细。

眼部检查：

视力：右眼0.1，左眼0.02，矫正不提高。双眼角膜清，前房中深，左RAPD（＋），晶体不均匀浑浊。眼底：右眼视盘色淡白，左眼视盘水肿，边界欠清，视盘上方及颞侧明显，双眼动脉细，动静脉交叉压迫可见，黄斑中心光不见。视野：双眼均为与生理盲点相连的下方半盲性缺损。

辅助检查：OCT提示左眼RNFL（即视网膜神经纤维层，全称为"retinal nerve fiber layer"）平均厚度增厚。

西医诊断：左眼非动脉炎性前部缺血性视神经病变，右眼视神经萎缩。

中医诊断：目系暴盲（气虚血瘀证）。

治法：益气活血，通窍明目。

方药：生黄芪、炙黄芪各30g，党参20g，生白术30g，薏苡仁20g，当归10g，川芎10g，丹参10g，地龙10g，水蛭3g，牛膝15g，钩藤15g。7

剂，水煎服，每日 1 剂，分 2 次服。同时予以甲泼尼龙 0.5g 冲击治疗 3 天，之后改为口服甲泼尼龙 30mg，每日晨起顿服，并逐渐减量。

二诊：2018 年 11 月 22 日。

眼部检查：

视力：左眼提高至 0.1。视盘仍水肿，其余眼部检查同前。

方药：加车前子 15g，茯苓 10g，桂枝 10g。7 剂，水煎服。口服泼尼松继续序贯减量。

三诊：2018 年 11 月 29 日。

眼部检查：

视力：左眼提高至 0.3。视盘水肿减轻，边界仍欠清，视盘上方及颞侧色淡白。视野有所好转。

方药：去炙黄芪，生黄芪改 40g，加葛根 60g，14 剂，水煎服。口服泼尼松继续序贯减量。

四诊：2018 年 12 月 13 日。

自觉视物仍有遮挡感。

眼部检查：左眼视力 0.5，眼底视盘色淡白，边界清晰。下方视野缺损。

辅助检查：OCT 提示 RNFL 变薄。

方药：调整为生黄芪 30g，天麻 10g，钩藤 15g，党参 15g，当归 15g，川芎 10g，丹参 10g，红花 10g，枳壳 10g，陈皮 10g，生山楂 30g，槐花 10g。14 剂，水煎服。其后随证加减用药 2 个月并停用口服激素。

末诊：2019 年 2 月 14 日。

左眼仍有视物遮挡感。

眼部检查：

视力：查为 0.8。眼底：视盘边界清晰，色近苍白。视野明显好转，下方仍有部分敏感度下降。

方药：太子参 30g，西洋参 10g，钩藤 15g，当归 15g，丹参 15g，红花 10g，路路通 15g，五味子 15g，枸杞子 15g，女贞子 10g，枳壳 10g，陈皮 10g，生山楂 30g，槐花 10g。14 剂，水煎服。加用中成药灯盏生脉胶囊与中药汤剂交替服用巩固疗效，并嘱患者注意控制血压血脂。

【师徒评案】

学生：听到"缺血"两个字，就觉得和全身的血管病相关呢，应该不是青年人常见的疾病吧？

老师：是的。缺血性视神经病变是 50 岁以上人群中最常见的急性视神经病变。根据视神经受累部位的不同，临床上可分为前部缺血性视神经病变及后部缺血性视神经病变。前者是由于供应视盘筛板区的睫状后短动脉缺血，导致前部视神经低灌注和血管梗死，表现为突然视力障碍和眼底视盘水肿；后者则是筛板后至视交叉间的视神经血管发生急性缺血造成的视神经病理损害，早期表现仅有视功能障碍，无视盘水肿。临床上以前部缺血性视神经病变多见，约占 90%。根据病理改变，缺血性视神经病变有动脉炎性和非动脉炎性的区别，国内临床最常见的是非动脉炎性前部缺血性视神经病变。

学生：问诊的时候为什么要问是不是晨起时发病呢？

老师：多数学者认为，本病是视神经前部的特发性缺血过程，这一过程可由诸多因素参与，包括年龄增长、高血压、夜间低血压、动脉硬化及视盘形态结构等。临床观察到，视力障碍常在睡醒后短期内发生，晨起多见，患者可以叙述发病的准确时间，一般不伴有眼痛或头痛。患者可能感觉到眼前某一方位有阴影遮挡或视野缩小，这可能是因为夜间或者睡眠状态下睫状后短动脉灌注压下降，导致视盘的低灌注而缺血。

学生：视盘低灌注引起的缺血性改变，为什么要用激素治疗呢？

老师：首先需要强调，国际上对于本病是否用糖皮质激素治疗仍有争议。在这个病例中，因为右眼既往有缺血性视神经病变的历史，视力和视野均有明显损害，目前第二只眼再次发病，且发病 1 周后视力降至 0.02，严重影响了患者的生活质量。眼底检查也提示视盘水肿较为严重。此时给予激素治疗可以尽快促进水肿消散，尽量挽救视功能，这符合我国《非动脉炎性前部缺血性视神经病变诊断和治疗专家共识》（中华眼科杂志，2015 年 5 期）中的建议："病程在两周内者，全身使用糖皮质激素治疗可显著改善视力和视野，视盘水肿的吸收也可明显加快。建议采用口服方式，不提倡玻璃体腔内注射曲安奈德等治疗。"但在用药期间，需要严密检测患者的血糖、血压、血钾、血钙等指标以及胃肠道症状。

学生：韦氏眼科是如何认识这类疾病的呢？

老师：本病发生突然，视力急剧下降甚至失明，传统中医将其归属于"目系暴盲"范畴。韦氏眼科治疗本病从气血理论入手，根据患者各自的病情辨证施治。最早的《内经》中有"气脱者，目不明""肝受血而能视"的记载，《诸病源候论》中也有"脏腑虚损，血气不足，故肝虚不能荣于目，致睛彩不分明"的阐述。现代中医眼科认为，气为血帅，血为气母。血为阴，气为阳，二者相互滋生，相互为用，是构成和维护人体生命活动的物质基础。气对眼的作用主要是温养、推动、固摄，气有亏滞则会影响其功能，甚至发生病变；血对眼的作用主要为载气和养目，血能载气，津液亦是流动于脉管内的一个重要成分，气血津液同行于脉中，周流全身，不但保证了眼部供血充足，而且能使全身各部位得到气和津液的营养。因而，《温病条辨》述："善治血者，不求之有形之血，而求之无形气。"本病以中老年人为主，脏腑功能渐衰，气血渐亏，气虚不能行血可致血瘀，阴虚精亏无以生血润脉也可致瘀。因此，本病血瘀脉阻多因正虚致瘀或虚实夹杂，治疗时不能只强调活血化瘀之法，而应在益气、滋阴、养血等扶正基础上活血通络明目，才能以补助通，祛邪不伤正。

学生：所以这类疾病在辨证的时候更要把局部辨证和全身辨证密切结合起来，综合考虑。对这个病例，老师在临证时是如何考虑的呢？

老师：本例从发病年龄、眼底改变及视野缺损形态等方面，都支持前部缺血性视神经病变的诊断，这是由于睫状后动脉灌注压不足，造成视神经纤维不同程度缺血所致。本病属于"暴盲"范畴，患者正气亏虚，气虚血滞，脉络瘀阻所致，辨证属气虚血瘀，以气虚为本，血瘀为标，即"因虚致瘀"。治当以补气为主，活血通络为辅。气为血帅，血为气母，气属无形的动力，气行血行，故方中重用黄芪补益元气，意在气旺则血行，瘀去络通，补气行血；当归、丹参、党参养血益气，使脉充血行；川芎为血中气药，可活血行气，其辛香善行之力可直达头目颠顶；地龙、水蛭通经活络，力专善走，周行全身，以行药力；针对视盘水肿从痰论治，生黄芪补气升阳、利水消肿；白术、薏苡仁健脾益气、淡渗利湿；牛膝引药下行，防止升散太过，一升一降，气机调和；钩藤平肝潜阳。全方合用，标本兼顾，且补气而不壅滞，活血又不伤正，气旺、瘀消、络通，诸症向愈。二诊时患者视力有好转，但视盘仍水肿明显，故加桂枝、茯苓、车前子温阳化饮、利水消肿。其后患者病情稳步好转，末诊时用活血通络方加减巩固疗效，全方以活为要，以补助通，药性和缓，可长服久用。

【传承心得体会】

缺血性视神经病变虽然病在局部，但其发病多与血压、血脂异常、糖尿病等全身基础病有关。治疗时应从全身考虑，在积极治疗基础病的同时治疗眼部病变，充分体现韦老师眼部辨证与全身辨证相结合的思想。此病病程较长，一则有缺血、瘀血等病理改变，应尽早祛瘀生新，复脉回荣。二则病久耗气伤血，需要加强气血综合调理，气行血畅，气血互生，所以益气活血通络是基本治则。临证时，韦老师常用活血通络方化裁。

活血通络方为韦氏眼科经验方，主治缺血性视神经病变，辨证属气滞血瘀，气血偏亏者。有类似证型的高血压动脉硬化、老年性动脉硬化或动脉粥样硬化、高度近视眼底退行性改变等，凡血管变细，视盘小，血管稀少，视网膜色泽变浅者均可适用。方药组成：熟地黄15g，当归、赤芍、白芍、川芎、鸡血藤、丝瓜络、路路通、女贞子各10g，太子参15g，红花、炒枳壳各6g。

方义：气亏血少，血脉空虚，行无动力，故用熟地黄、当归、太子参养血活血、补气生津，使脉充血行，共为主药；赤芍行血散瘀，白芍养血益阴，一散一补，互助其效；川芎为血中气药，可活血行气，其辛香善行之力可直达头目颠顶；鸡血藤养血活血，红花活血化瘀，通络开闭，五药共为辅药；佐以炒枳壳调理气机，疏解气滞；丝瓜络味甘、性平，路路通味苦、性平，二药常合用可增强其通经活络作用，虽无全蝎、蜈蚣等虫类药走串通络力强，但药性平缓，毒性小，可持久应用；女贞子性味平和，可"强阴，健腰膝，变白发，明目"，有滋阴养液，生津润络之效，久服可见疗效。全方以活为要，以补助通，药性和缓，可长服久用。若遇血压偏高者加珍珠母、牛膝平肝降压；久病或年老阴亏津耗明显之患者，可适加西洋参、黄精、麦冬、石斛类滋阴增液、生津润络之品，并佐以陈皮、香附疏理气机，发挥药效。

从肝论治遗传性视神经病变案

【医案】

患者仇某。性别：男。年龄：16岁。

初诊：2019 年 8 月 12 日。

主诉：双眼视力下降 4 个月。

现病史：患者 4 个月前无明显诱因出现双眼无痛性视力下降，于当地医院查视力：右眼 0.05，左眼 0.1，眼前节及眼底未见异常；头颅 MRI 未见异常；诊断为"视神经炎"，给予甲泼尼龙 1g 静脉冲击治疗，后改口服泼尼松并逐渐减量，自觉视力无好转，为求进一步诊治就诊于我院。追问家族史：母系家族中 3 个舅舅均有视神经病，均在 12 ～ 14 岁发病，其中两个舅舅视力明显好转。

刻下症：平素性格急躁。舌尖微红，苔薄，脉弦。

眼部检查：

视力：右眼 0.09，左眼 0.4，矫正不提高。眼压：右眼 13mmHg，左眼 15 mmHg。右眼 RAPD（＋），余前节未见异常。眼底见双视盘色泽红润，边缘清晰，盘周微血管轻度充血扩张，无渗出和出血，黄斑中心凹反光消失。视野见右眼中心暗点，左眼鼻下视野弥漫性缺损。

辅助检查：FVEP 显示双眼 P100 潜伏期延长，振幅降低；FFA 无渗漏。

外周血 mtDNA（即线粒体脱氧核糖核酸）检测，14484（+）。

西医诊断：Leber 遗传性视神经疾病。

中医诊断：青盲（肝经郁热证）。

治法：疏肝泄热，养血明目。

方药：韦氏逍遥散验方加减。当归 10g，白芍 15g，柴胡 12g，茯苓 10g，白术 15g，生甘草 6g，牡丹皮 12g，栀子 10g，菊花 6g，枸杞子 10g，佛手 10g，石菖蒲 6g。20 剂，水煎服，每日 1 剂，分 2 次服。配合口服艾迪苯醌 30mg，每日 3 次。

二诊：2019 年 9 月 16 日。

全身无不适。

眼部检查：

视力：右眼 0.2，左眼 0.6。眼底：视盘边界清晰，色红润，盘缘微血管扩张基本消失。视野无明显变化。

方药：原方 30 剂。

三诊：2019 年 11 月 11 日。

全身无不适。

眼部检查：

视力：右眼 0.4，左眼 0.6。眼底：视盘边界清晰，色略淡。视野好转。

方药：去栀子、佛手，加焦神曲 6g，木香 10g。其后方药随证加减。

末诊：2020 年 9 月 11 日。

眼部检查：

视力：右眼 0.7，左眼 1.0。眼底：双视盘鼻侧色淡，颞侧苍白。视野进一步好转。

方药：根据眼底辨证，为青盲之肝郁血虚证，方药由青盲一号加减，具体为柴胡 10g，当归 10g，白芍 10g，党参 15g，白术 10g，菊花 10g，枸杞子 10g，石菖蒲 10g，茯苓 10g，枳壳 10g，女贞子 10g，木香 6g，炒谷芽 10g，以益气养阴，疏肝健脾。

后电话随访，双眼视力 1.0，视野恢复正常。

【师徒评案】

学生：老师，为什么这个患者在问诊时要仔细询问其家族史呢？

老师：因为 LHON（即 Leber 遗传性视神经病变，全称为 "Leber's hereditary optic neuropathy"）是一种由 mtDNA 位点突变导致的遗传性视神经病变和线粒体病，它具有母系遗传的特征，所以问诊时询问家族史非常重要。需要注意的是，并不是所有的人都有家族史。据报道，欧美国家超过 60% 的 LHON 先证者有家族史，而日本有家族史的比例为 45.6%，中国患者中这一比例为 42.5%，低于白种人。如果患者在初诊时，医生了解到家族里有类似病例的情况，就不会误诊为视神经炎，使用激素冲击治疗了。

学生：LHON 容易和视神经炎混淆是吗？

老师：是的。视神经炎与 LHON 的临床特征有很多类似之处。LHON 以青春期男性多见，表现为双眼先后急性或亚急性无痛性视力下降。LHON 早期眼底特征性的 "三联征" 包括：视盘充血，盘周毛细血管扩张、迂曲；神经纤维层肿胀；FFA 检查无渗漏。而视神经炎以中青年女性更为多见，单眼发病，视力常在 1～2 周降至无光感，伴有眼球转动痛，MRI 显示视神经明显强化者，更应首先考虑视神经炎。视神经炎相关的生物标记物检查有助于诊断。当单凭临床特征难以鉴别时，需要依靠分子遗传学检测，这是不可忽视的检查手段，可避免误诊。

学生：中医眼科是怎样认识这个疾病的呢？

老师：中医眼科古籍或文献中并无 LHON 相关的或类似于 LHON 疾病的记载。仅结合其临床表现及视功能不同程度，将其归入 "暴盲" "视瞻昏渺" 或 "青盲" 范畴。现代中医眼科对该病亚急性视力下降或近失明时称为 "目系暴盲"。在中医眼科的认识中，LHON 属内障眼病，病位在目系，属广义瞳神范畴。瞳神为水轮，内应于肾，且肾藏精，为先天之本；足厥阴肝经直接连接目系，陈达夫将内眼结构与六经相属，其中视神经归属足厥阴肝经，故该病主要责之肝肾，同时与气血密切相关。由于 LHON 是线粒体遗传性疾病，故病因与先天禀赋尤为相关。"目窍失充失通，目系失养失用" 都可引发本病，病机关键为玄府闭塞，脉络不通，治疗以开通玄府为目标。对

LHON 辨证分型，医家各有所论，但都体现了中医整体观和三因制宜的理念。"五脏六腑之精皆上注于目而为之精""气血冲和，百病不生，一有拂郁，诸病生焉。"辨证过程将全身的脏腑、气血辨证和局部的五轮、眼底辨证相结合，同时考虑病程、体质差异和年龄特征，以选方用药。

学生：这个患者，您在临证时是怎样考虑的呢？

老师：患者为青春期男性，双眼无痛性视力下降，多名母系亲属有类似病史，结合线粒体 DNA 检测结果，可以明确诊断为 LHON。足厥阴肝经与目系直接相连，且肝主疏泄，患者正处于情绪波动的青春期，平素急躁易怒，情志不畅，肝气郁滞，郁而化火，故视盘色红，盘周微血管迂曲，综合舌尖微红、苔薄、脉弦，辨为肝经郁热证，治疗以疏肝解郁为主，辅以清热凉血，并注重对患者进行心理疏导，嘱其调畅情志。处方选用韦氏逍遥散验方加减，柴胡疏肝解郁，使肝气得以条达，为君药；白芍敛阴补血、养血柔肝，得柴胡，一散一敛，补肝体以助肝用，又防柴胡疏泄太过；当归养血兼可活血，血充则肝柔；归、芍与柴胡相配使血和而肝气柔；白术、茯苓、甘草健脾益气，培补气血生化之源，使中焦枢机复运，得柴胡之升阳使清阳上注于目；牡丹皮、栀子清热凉血；菊花清肝明目，石菖蒲开窍明目，佛手相配柴胡加强疏肝解郁之力，诸药合用以疏肝泻热、养血明目。

学生：患者数次复诊，方药随症加减，视力和视野均有好转，您的用药思路有了变化，为什么呢？

老师：患者病情迁延，耗伤气血，目系失养，所以发病一年后视盘鼻侧开始变淡，颞侧苍白。患者仍情绪不稳，辨为肝郁血虚证，调整为青盲一号方加减。方药较初诊减去清热的牡丹皮、栀子，保留疏肝健脾养血的药物，再加用党参益气生血，枸杞子、女贞子养阴益精明目，全方以补气养血为主，配以枳壳、木香、谷芽梳理中焦气机，使补而不滞。用药过程结合局部的五轮辨证和眼底辨证与全身整体辨证。理法上，由于目系属足厥阴肝经，故以调肝为核心，通补气血，但不唯肝论治，兼顾脾、肾；前期以实证为主，肝经郁热，故疏肝清热；后期以虚证为主，气血两虚，故补气养血，同时注意不可壅补呆补，要时刻畅通玄府。

学生：无论前期的肝经郁热，还是后期的肝郁血虚，肝郁都在病机中占据了重要地位，这是视神经疾病从肝论治的体现吧？

老师：是的。明代王肯堂在《证治准绳》中将"玄府幽邃之源，郁遏不得发此灵明耳"视为青盲病因，庞赞襄名老中医曾提出"目病多郁论"，都说明情志因素对眼病的影响。人所获取的信息中有90%来自视觉。LHON患者多为青少年，正处于精力旺盛，憧憬未来的好时光，疾病导致的严重视功能损害，长期的低视力或失明对他们的学习、工作和生活都有严重影响，给患者家庭乃至整个社会都造成了负担，也给患者及其家属带来了巨大的心理压力。我们团队既往的研究证明，肝气郁结对LHON的发病具有显著影响。我们的患者中既有面临压力或重大考试"因郁而病"的，也有因长期的低视力严重影响情志"因病而郁"的。气郁的病因是情致内伤，其病理变化与心、肝、脾均有密切关系。正如《类证治裁》中所说："七情内起之郁，始而伤气，继必及血，终乃成劳。""郁可致虚，虚可致郁""病初多郁少虚，病久多虚少郁"，郁与虚都能导致玄府闭塞，故治疗宜开玄府散郁结，使用具有散、行、通、动等特性的药物。所以在辨证论治时，疏肝要药柴胡、养血的当归和白芍、健脾益气的白术贯穿始终，补肝体助肝用，培土助气血生化。病程前期配牡丹皮、栀子清解肝热，后期加党参、枸杞子和女贞子气阴双补。

学生：LHON是遗传性疾病，是否可以基因治疗呢？

老师：作为新兴治疗方法，目前已有多项LHON的基因治疗临床研究正在进行。主要以突变热点m.11778G＞A突变为对象，通过玻璃体腔注射方式，利用腺相关病毒ND4载体将目的基因转入线粒体内，通过互补缺陷基因实现线粒体功能恢复。研究显示其具有较好的安全性并初步显示出疗效，为LHON治疗带来曙光。但玻璃体腔注射有损伤眼球的风险，载体也存在潜在免疫毒性，所以基因治疗的安全性和有效性有待进一步研究。

【传承心得体会】

韦老师认为本病发生，除先天禀赋不足外，主要与情志因素密切相关，主张临证时将眼底辨证与全身辨证相结合，依照"中西互参、病证结合"的诊断思路分期论治。韦老师团队对 Leber 遗传性视神经病变进行中医体质学研究，发现体质类型对 LHON 的发病有影响，当平和质向其他体质类型，尤其是阴虚质和气郁质转化时，容易发病。这与我们临床实践中 Leber 病患者辨证分型以肝郁气滞证和肝肾阴虚证为主是相符合的，这也为 Leber 病的中医治疗提供了理论依据。临床辨证中，本病主要有 3 型：病初期以肝郁气滞为主，治以疏肝解郁，选用韦氏逍遥散验方；疾病中期肝郁血虚，治以疏肝健脾养血，方选青盲一号方化裁；疾病晚期多为肝肾阴虚证，以补益肝肾、开窍明目为主，方选明目地黄汤加减。同时，老师重视"疏肝解郁、调畅气机"之法在疾病各个阶段贯穿始终。通过中西医结合，局部与全身辨证论治相结合、疏解情志、改善体质偏颇、长期维持并部分改善视力，具有一定的优势，为患者今后接受基因治疗奠定了良好的基础。

青盲一号方治疗视神经萎缩案

【医案】

患者王某。性别：男。年龄：30 岁。

初诊：2018 年 4 月 20 日。

主诉：双眼视力下降 4 个月。

现病史：因双眼视力下降 4 个月，就诊于当地医院，查视力：右眼 0.2，左眼 0.5；视野提示双眼颞侧偏盲。头颅 MRI 检查发现垂体瘤，遂行垂体瘤切除手术。术后双眼视力降至 0.1，为求进一步治疗来诊。

刻下症：全身无不适。舌淡红，苔薄白，脉细。

眼部检查：

视力：右眼 0.1，左眼 0.15，矫正不提高。双眼瞳孔中度散大，对光反射迟钝。眼底：视盘色淡白，边界清晰，血管走行比例未见异常，黄斑中心凹反光欠清。

西医诊断：双眼下行性视神经萎缩。

中医诊断：青盲（肝郁血虚证）。

治法：疏肝养血，补肾明目。

方药：黄芪 50g，党参 15g，白术 15g，当归 15g，川芎 10g，白芍 10g，枳壳 10g，柴胡 10g，石菖蒲 10g，女贞子 15g，楮实子 10g，枸杞子 15g，鸡内金 15g，菊花 10g。30 剂，水煎服，每日 1 剂，分 2 次服。配合韦氏三联九针针灸治疗，每周 5 次。

二诊：2018 年 5 月 24 日。

患者自觉症状有好转，但近日睡眠质量差，表现为入睡困难，易醒。

眼部检查：

视力：右眼 0.15，左眼 0.2。其余眼部检查同前。

方药：黄芪改 30g，去党参、石菖蒲、鸡内金，加西洋参 6g，远志 10g，炒枣仁 30g。30 剂，水煎服，每日 1 剂，分 2 次服。

三诊：2018 年 6 月 19 日。

患者自觉视力有好转，睡眠基本如常。

眼部检查：

视力：右眼 0.3，左眼 0.5。眼底视盘色近苍白。其余眼部检查同前。

方药：黄芪 30g，西洋参 6g，当归 10g，鸡血藤 15g，红花 6g，枳壳 10g，桔梗 10g，柴胡 10g，蔓荆子 10g，菊花 10g。30 剂，水煎服，每周 3 剂，分 2 次服。

【师徒评案】

学生：老师，什么是视神经萎缩？垂体瘤也会引起视神经萎缩吗？

老师：视神经萎缩是前视路（视网膜—膝状体通路）系统损害后造成的轴突变性、神经纤维退变和坏死后的一个病理学概念和形态学后遗症，结果是视功能不同程度受损及眼底视盘颜色变淡和苍白。造成视神经萎缩的病因十分广泛，如遗传、炎症、缺血、外伤、中毒、颅内或眶内肿瘤压迫、青光眼、先天因素、营养障碍及脱髓鞘疾病等多种因素均可能不同程度导致视神经萎缩。一些全身疾病如中枢神经系统脱髓鞘疾病、免疫系统疾病及代谢综合征等或可累及并损害视神经，造成视神经萎缩。因此，及时发现并有效控制原发疾病，对视神经萎缩的诊治十分重要。

学生：中医是如何认识视神经萎缩的？

老师：视神经萎缩在中医学中属青盲范畴，指的是眼外观正常，瞳神内无翳障气色可寻，唯视力渐渐下降，或因其他内障眼病演变导致盲而不见的疾病。外感、内伤、外伤、肿瘤压迫等诸因素，皆可使目窍失养，或脉络瘀阻，导致目系失荣失养，随目系失用加重，渐至盲无所见。此外，暴盲、视瞻昏渺、视瞻有色、高风内障、绿风或青风内障、圆翳内障或视衣脱离术后，甚或全身疾病，一旦病久或失治误治，均可能造成气血失和亏损，阴精日衰，经阻脉闭，玄府阻塞而致目窍失养失用，进而引发青盲。起居饮食失调、劳倦过度、房劳不节、烟酒不慎、情绪波动等因素有可能诱发或加重本病，这是青盲病的证候学特征。随着眼科检查仪器的不断发展和精确，使中医眼科的望诊更加直接、精细，并向纵深拓展。迄今，中医和中西医结合眼科界已取得共识，把传统概念的"青盲"主要定位在视神经萎缩方面。青盲发病时，中医四诊十分重要，尤其是仅表现为原发性视神经萎缩的青盲病，眼部体征相对较少，往往可通过详辨四诊，从全身体征或症状抓住病因所在和病机的关键，为诊疗本病打下基础。

学生：韦氏眼科传承百余年，青盲病的中西医结合治疗是"韦氏眼科"的学术特长，老师您能解释一下韦氏眼科治疗青盲病的思路吗？

老师：韦氏眼科历代学术传承人都致力于探讨本病的中医中药治疗。他们在实践中坚持用中医整体观念和辨证论治原则指导临床，结合现代医学病因病理认识，总结归纳出治疗本病行之有效的辨证九法，包括疏肝解郁法、行气活血法、清热平肝法、补气活血法、疏肝养血法、养血和营法、健脾益气法、滋补肝肾法和温肾健脾法。但临证时不可拘泥固守一证一方。在针对病情发展的某一阶段或该阶段的主要证候时，或突出一法解决主要矛盾，或兼施二法、三法适应不同兼症。韦氏提出视神经萎缩病机变化的关键无非是郁、瘀、热、虚四个字，病位虽可涉及五脏六腑，气血、经络，但治疗重在调肝、健脾、滋肾和通补气血。

学生：从青盲九法来看，韦氏眼科在治疗青盲病时，很强调从肝论治？

老师：青盲属目系为患，肝气通于目，肝和则目能辨五色。目系罹害的青盲病首责之于肝是有理论基础的。《素问·金匮真言论》指出，"东方青色，入通于肝，开窍于目，藏精于肝"。《诸病源候论·目病诸候》曰："目，肝之外候也。"指出目为肝与外界相通的窍道，肝所藏的精微物质能上输至目，维持其视觉功能。肝主藏血，虽五脏六腑之精气皆上注于目，但"血养水，水养膏，膏护神瞳"，肝血对视觉功能的影响最大。肝主疏泄，能调畅气机，推动血和津液运行；气能生血、生津，又能行气、行津，而目为肝窍，肝气直接通达于目。因此，肝气调和，则气机调畅，升降出入有序，利于气血津液上输至目，目得所养而能辨色视物。反之，若肝发生病变，则可能从眼部表现出来，影响视觉功能。临床上以肝郁气滞证型为主也验证了这些理论。肝喜条达，主疏泄，肝之疏泄失常，气机调畅不利，肝气郁结，则肝阳生风，上扰清窍；或肝郁化火上逆，则玄府不利；或久病生郁，玄府郁闭，脉络不通，目系失养而病。正如《医学纲目·通治眼病》中所述："故先贤治目昏花……解肝中诸郁，盖肝主目，肝中郁解，则目之元府通利而明矣。"韦氏眼科擅长使用"逍遥散"化裁方治疗多种视神经疾病。

学生：我们应该如何"从肝论治"呢？

老师：治疗视神经萎缩应以"调肝"为先，对肝阴、肝气、肝血，虚则补之，实则泻之，逆乱则调之。通过"治肝"，理肝之气血，补肝之不足。即使有其他邪气夹杂，需先治其标时，亦不能忘记养肝、柔肝、疏肝、护肝等法。目系（视神经）内通于脑，受脏腑气血之濡养，并与心、肝、肾三经建立直接或间接关联，故脏腑气血供养不足，心、肝、肾三经受邪可影响视神经发生本病。所以"从肝论治"绝非"唯肝论治"，而是以"调肝"为核心，治则涉及五脏六腑，包含肝肾双补、气血同调、疏肝健脾等多方位内涵，治法上则在清肝、平肝、疏肝、补肝的同时兼顾健脾、补肾、养心、利胆等原则，综合运用清热疏肝、平肝息风、清热化痰、和胃降逆、活血祛瘀等法，祛邪扶正，调畅全身气机，使玄府通明。这也是韦氏治疗青盲九法的要义。

学生：老师，我们在眼病患者问诊时，经常什么全身表现都问不出来，我们怎样去辨证呢？

老师： 临床上许多眼病患者，常以局部表现为主，或仅有眼部症状、体征，全身无症可查，无证可辨，脉象亦不典型。因此，《审视瑶函》中有"目病不专重诊脉"专篇，强调"必于诊脉之外，更加详视，始不至有误矣"。受历史条件所限，自古中医眼科诊疗眼病详于外障，略于内障。在检眼镜问世后，特别是随着现代高科技检查仪器在眼科的广泛应用，实现了中医眼科望诊的延伸，对眼科不同病证有了更客观、准确的定义。现代中医眼科临证时采用以病理生理为基础的西医辨病和以病机为核心的中医辨证相结合，全身辨证与眼部辨证相结合，形成"中西互参、病证结合"的诊断思路；首先确定疾病的西医诊断和临床分期，了解其病理基础；再根据特异性临床表现（主症），或以全身辨证为主，或以眼部辨证（包括外障辨证、眼底辨证）为重，或借助五轮辨证分析疾病的病机，包括病因、病位、病性、病势，确立证型，而后分证论治。青盲病的辨证就是这样的。

学生： 老师，我们要怎样进行青盲病的辨证呢？

老师： 青盲病，通常外不见症，或全身无证可辨，因此不可拘泥于全身证候，可结合眼底望诊、眼底辨证，参考中医眼科传统的五轮学说，立法施方投药。从眼底望诊，视盘颜色由红变淡白，直至全苍白，血管变细等征象，可属虚证。从全身证候，则有实证，虚实兼杂证及虚证之分。从病程来看，本病病情迁延日久，可自数月至数年，久病多虚多瘀。青盲早期多有气滞、血瘀或气虚血瘀等证，晚期则以虚证为主。治疗原则应以补虚为重，但根据不同病期，或先开导消瘀后补之，或攻补兼施，或补虚勿忘化瘀通络。当视病之轻重，察病之虚实，灵活变通。

学生： 老师，这个垂体瘤引起的视神经萎缩患者，如何辨证呢？

老师： 这是一个垂体瘤压迫视路导致视神经萎缩的病例。肿瘤压迫导致血瘀，因瘀失养失用，玄府郁闭，目系失荣，肿瘤切除术后元气损伤。导致气血两虚，加之患者正当盛年，目疾迁延不愈，严重影响视觉功能而生活质量骤减，情志受累，存在因病致郁、郁久必虚、因郁致滞等证。因此，治疗时应在补益气血的基础上，开郁理气、养血活血、补肾明目。方剂选用经验方青盲一号方化裁。重用黄芪补中益气固表，当归、川芎、白芍养血柔肝、柴胡、枳壳疏肝气解肝郁，升举阳气，党参、白术益气健脾调中，女贞子、楮实子、枸杞子补益肝肾，石菖蒲开窍明目，开解玄府，鸡内金健脾宽中，菊花清肝明目，全方解肝郁、开玄府、调补气血、升清益阳，从而巧开气机，血荣目窍，目系得养而复明有望。二诊时，患者视力有所改善，黄芪减至30g，加用益气养阴的西洋参配合枳壳理气，气行则血行，开通脉道；合枸杞子、楮实子、女贞子等滋阴补肾之品，精血同为阴液，肾精充足则生血有源，充实濡润脉络；且肾主骨生髓，通于脑，补肾有利于健脑通窍，同时对症予以远志、酸枣仁宁心安神。三诊时，患者视力已有明显提高，随病程变化眼底视盘色近苍白，根据眼底辨证，在前期良好治疗效果的基础上调整处方，续用黄芪、西洋参补中益气兼养阴，当归、红花、鸡血藤加强养血活血，柴胡、枳壳疏肝理气，石菖蒲开窍明目，菊花清肝明目，桔梗载药上行。众药共用使目系得养而神光复明。这就是临证时不可拘泥固守一证一方的思路。

学生：老师，您认为治疗视神经萎缩，最重要的是什么？

老师：视神经萎缩的病因十分广泛，这就决定了不能笼统地认为视神经萎缩是不可逆病理损害的最终结果，如果能够及时发现并有效控制原发病因，就有可能阻止病理损害的进程，有望控制病情或恢复一定的视力，对于视神经萎缩的治疗就是事半功倍的。例如，颅内占位灶根治后，部分患者的视功能明显改善，青光眼性视神经病变即使视野已明显缺损，只要将眼压控制并稳定在目标眼压之内，视力和视野也能长期稳定。药物中毒或放射性视神经萎缩，只要有防范意识或及时发现并终止毒源，就有可能挽救部分视力。临床上，可以将病理生理机制作为审证求因的线索，充分利用现代技术查明病因，再通过四诊辨证分型定主方，临证时，"识病—审因—辨证"三者缺一不可。

【传承心得体会】

韦老师致力于青盲病研究数十年，在总结前辈经验并结合临床实践的基础上，提出治疗视神经萎缩，除传统补益肝肾外，还应健脾助运，重视后天，强调开通玄府，通利脉络，使补中有通，故以调理气血、疏肝健脾之法，制成青盲一号方，用于治疗原发病已去除或病因不明、病程迁延而导致精血不足、情志不畅、脉络不通的"肝郁血虚型"视神经萎缩。青盲一号方中，柴胡疏肝解郁，当归、白芍养血柔肝和脾，三药合用补肝体而助肝用，为主药，使气机通利，血行无阻，补益气血之品可直达病所；党参、茯苓、白术入脾以达补中理脾之用，使气血生化有源，为臣药；佐以石菖蒲、枸杞等开窍明目、疏通经络，益精明目的中药。诸药合用，可使大部分患者肝郁得解，精血得补，脾虚得健，脉络得通，目系得养而神光复明。

对于重症青盲患者，韦老师认为治疗不能"蜻蜓点水"，尤其是到中医系统医院就诊者大多已属沉疴旧疾，久治无效，应注重针药并重。韦老师继承家学传承，在韦氏近眼三针和眼周透针特色针法的基础上，结合中医辨证论治，创新并规范了韦氏三联九针针法。临床实践证明，该针法对其他疗法久治无效的青盲患者仍有可能取效。

另外，视神经疾病在诊治过程中也要强调以人为本。对不同的患者，应结合现代的气候、环境、卫生条件、饮食习惯以及患者体质，"谅人禀受之浓薄，年力之盛衰，受病之轻重，年月之远近"，辨证立法。韦老师强调，临床中必须因人因时因地制宜，脉证并重，知病证之虚实阴阳、识经络之通塞、辨情势之进退。临证之后，更要善于归纳总结，结合实践反思理论，"熟读而深详、潜思而博览"，要重视整体、精神、环境等多方面因素对病情和治疗的影响，遵循"局部→双眼→全身→心理→社会"的诊疗思维模式。

第四章　其他眼病案例

目舒丸治疗眉棱骨痛案

【医案】

患者王某。性别：女。年龄：40 岁。

初诊：2018 年 11 月 7 日。

主诉：自觉双眼疲劳伴眼球及眉骨棱处酸痛数月。

现病史：患者自觉双眼疲劳伴眼球及眉骨棱处酸痛数月，视力下降，曾在多家医院检查眼底、视野、眼压均未见异常。近来眼球及眉骨棱处酸痛加重，工作时看电脑 5 分钟左右即觉头脑发沉，眼酸胀难忍，前额疼痛，无法继续工作，点用玻璃酸钠滴眼液后仍不能缓解，遂来求助中医治疗。既往工作需要用电脑频繁（每日平均超过 7 个小时），休息时间看手机微信多。否认有高血压、糖尿病、冠心病史。否认各种过敏史。

刻下症：眼疲劳，前额头痛，眼酸胀，不能久视。纳眠可，二便调。舌淡红，苔薄，脉弦细。

眼部检查：

视力：右眼 0.3，矫正 1.0，左眼 0.4，矫正 1.0。眼压：双眼 13mmHg。眶上神经压痛：双侧（＋）。眼前节及眼底未见异常。视野未见异常。

辅助检查：OCT（黄斑及神经纤维层厚度）均未见异常。

西医诊断：双眼视疲劳，双眶上神经痛。

中医诊断：眉棱骨痛（肝血亏虚，虚风阻络）。

治法：养血活血，祛风通络。

方药：目舒丸加减。当归10g，熟地黄15g，川芎10g，白芍10g，木瓜15g，全蝎3g，防风10g，白芷10g，党参15g，柴胡10g。14剂，水煎服，每日2次。

二诊：2018年11月21日。

眼酸痛，眼疲劳明显减轻，眼略干。舌淡红，苔薄，脉细。

方药：上方加石斛10g、桔梗10g。14剂继服。局部点用玻璃酸钠滴眼液，配合灯盏生脉胶囊交替服用。

三诊：2019年1月25日。

已无眼痛，近日工作较忙，用电脑很多，又觉眼干，眼酸胀。舌淡，苔薄，脉细。

方药：自行继续服用上方。

【师徒评案】

学生：老师，现在人们使用电脑、平板、手机等电子产品的很多，近距离用眼过度，眼疲劳、眉棱骨痛的发病率很高，可是现代医学对该常见症状没有明确的病名诊断，中医临证应如何处治呢？

老师：传统中医所称眉棱骨痛大多数是视力疲劳的症状之一。视疲劳是眼科常见的症状，常表现为近距离工作不能持久，出现眼及眼眶周围疼痛、视物模糊、眼睛干涩、流泪等。它不是独立的疾病，而是由于各种原因引起的一组疲劳综合征。其发生原因也是多种多样的，常见的有：①眼睛本身的原因，如近视（包括假性近视和真性近视）、远视、散光等屈光不正及调节因素、眼肌（如睫状肌）因素、结膜炎、角膜炎、隐斜、所戴眼镜不合适等；②环境因素，如光照不足或过强，光源分布不均匀或闪烁不定，注视的目标过小、过细或不稳定等；③全身因素，如神经衰弱、身体过劳、癔病或更年期的妇女。有的人因长时间紧盯电子屏幕，还可能出现视频终端综合征，出现眼疲劳、头痛、视物模糊（远、近），眼干和刺激、再聚焦缓慢、颈或背痛、畏光和复视等。现代中医眼科临证所见眉棱骨痛患者首先应辨病因，实际上中医所列的许多眼病如青风内障、圆翳内障的早期、视瞻昏渺、视瞻有色、经脉目病、产后患眼、目病干涩、视近怯远、视远怯近、辘轳转关、视惑等证均可能有不同程度的视力疲劳和（或）眉骨痛。因此，首先要明确病因，对应处治才能事半功倍，取效快捷；但临床也可见视力、眼压和眼底均未见异常而仍视力疲劳和（或）眉骨疼痛难忍的，此时要关注患者，尤其是青少年是否有不良的用眼习惯，并嘱其改变。就拿目前最普及的看电脑或手机举例，不要连续太长时间盯着屏幕，应该每小时休息 10 ～ 15 分钟。行车、走路及在被窝中应避免看手机等设备。当然，中医辨证论治对无器质性或已消除病因的眉棱骨痛也很有效。

学生：老师，您能结合该例眉棱骨痛，谈谈中医如何辨证用药吗？

老师：从中医病因病机分析，视疲劳伴有眉棱骨痛有属阳虚气虚，阳气不能上承于目所致的；有阴虚血虚，阴血不能濡养于目造成的；有因气滞血瘀，不通则痛导致的；或因玄府郁闭，目窍失养以致视力疲劳并出现眼痛、眉棱骨痛的；亦有肾精亏损，目窍涵养乏源以致视力疲劳者。不同证型通过四诊必然会在全身及舌苔脉象上发现其相应的证候。所以临床上不要拘泥于眼区眉棱骨痛而"头痛医头"，应重视整体辨证，抓住证素（即中医证候的基本要素），分析具体病情，再制定方药，才有可能取效。

本例患者经多家医院检查，均未发现严重的器质性眼病，仅有屈光不正并已通过医学验光矫正。其干眼经点用人工泪液后，眼干症状已缓解，但仍有眼球及眉棱骨处酸痛，不能久视。分析该患者长时间注视视频，瞬目明显减少并用眼过度，久视伤血，肝藏血，开窍于目，肝血不足，血虚风邪乘隙而入阳明，故眉棱骨痛。用韦氏验方目舒丸加减治疗，方中四物汤养血活血，使瘀者通，虚者荣。四物汤温而不燥，滋而不腻。补血配活血，动静相伍，补调结合，补血而不滞血，行血而不伤血。四物养肝血，为舒目之根本。防风辛、甘，性温，祛风解表、胜湿止痛、止痉。《本草纲目》曰："三十六般风，去上焦风邪，头目滞气，经络留湿，一身骨节痛。除风祛湿仙药。"白芷辛温，入手足阳明、足太阴，走气分，亦走血分，芳香通窍，善祛风止痛，尤擅治疗前额眉棱骨痛。二药相配，祛风止痛，直达病所。木瓜归属肝和脾经，具有舒筋活络、和胃化湿的功效，其气味酸，与甘味之防风相配，酸甘化阴，可在疏散走窜之时，不伤阴血。全蝎味辛，性平，入肝经，性善走窜，既平息肝风，又搜风通络，有良好的息风止痉之效，为治痉挛抽搐之要药。诸药合用，外邪去，脉络畅，目珠得养，病自除，目舒达成。本例患者血虚日久，阴损及阳，气虚则目力不能持久，补血先补气，气行则血行，遂加党参，益气养血，加柴胡疏肝理气助行血。以上所用目舒丸从字面上理解是以"舒"字为要，舒为伸展、宽解拘束之义。方中用四物汤养血活血，为舒目之本，用防风、白芷祛风邪舒痉挛，木瓜舒筋活络，全蝎更是息风止痉、缓解痉挛之要药。全方合用，目痛得舒。

学生：老师，您常说治疗眼痛和（或）头痛要在处方中加用必要的引经药，您能具体介绍一下吗？

老师：眼痛伴眉棱骨痛从中医辨证分析目痛特点：暴痛属实，久痛属虚；持续痛属实，时发时止属虚；肿痛属实，微痛不肿属虚；赤痛难忍为邪实，隐隐作痛为精气虚；痛而燥闷为肝气实，痛而恶寒为阳气虚；痛而喜冷属热，痛而喜温属寒；痛而拒按属邪实，痛而喜按属正虚；目痛连项后为太阳经受邪，痛连颞颥为少阳经受邪，痛连前额、眉骨、鼻、齿为阳明经受邪；痛在眼眶深部，连及颠顶者为厥阴经受邪。因此，对于目痛，还要结合经络在头面区及眼周的分布走行加用不同的引经药使药达病所，以加强疗效。如阳明经受邪而眼痛者，痛连前额、面颊、眉棱骨，所以我们在治疗眉棱骨痛的方中加用引经药白芷或葛根；厥阴经受邪目痛，在眼眶深部，连及颠顶，我们便可在方中加引经药吴茱萸或藁本；太阳经受邪目痛，痛连项后者，我们亦可在方中加引经药羌活；少阳经受邪目痛，痛连颞颥，以头侧为主，可连及耳、目外眦，我们则可在方中加引经药柴胡。

【传承心得体会】

结合上述医案，并查阅相关文献，发现中医眼科早有眼痛的相关论述，如明代张介宾说：日间疼痛是阴虚，晚间疼痛属于阳虚。若日夜均疼痛，或时痛时止，属于正气不能支持，阴阳胜负交相错乱。元代朱丹溪说：血有太过不及，太过目壅塞而发痛，不及乃无血养而枯痛。从中医辨证分析目痛特点：暴痛属实，久痛属虚；持续痛属实，时发时止属虚；肿痛属实，微痛不肿属虚；赤痛难忍为邪实，隐隐作痛为精气虚；痛而燥闷为肝气实，痛而恶寒为阳气虚；痛而喜冷属热，痛而喜温属寒；痛而拒按属邪实，痛而喜按属正虚；目痛连项后为太阳经受邪，痛连颠颥为少阳经受邪，痛连前额、眉骨、鼻、齿为阳明经受邪；痛在眼眶深部，连及颠顶者为厥阴经受邪。从中总结出，凡眼部的疼痛，不外乎虚痛、实痛，或因风而痛，或血行阻滞而痛。在治疗方面，虚痛可用补剂，实痛可用清火退热剂，因风而痛者可用发散风寒药与祛风止痛药合用。因血液阻滞而痛者，可配合全身证候而加入活血药。韦老师提出的治疗目痛用引经药，是源于中医六经辨证治头痛。《伤寒大白·头疼》认为，"阳明经额前疼，疼连眼眶，脉洪而长……"，引经药为白芷、葛根，针刺时可循经选取上星、头维、合谷。《灵枢·经脉》有"肝足厥阴之脉，起于大指丛毛之际……上贯膈，布胁肋，循喉咙之后，上入颃颡，连目系，上出额，与督脉会于颠；其支者，从目系下颊里，环唇内……"，引经药为吴茱萸、藁本，针刺时可循经选取百会、通天、行间。《灵枢·经脉》说："膀胱足太阳之脉……是动则病冲头疼，目似脱，项如拔，脊痛……"《冷庐医话·头疼》说："头疼属太阳者，自脑后上至颠顶，其疼连项……项强腰脊痛。"根据足太阳膀胱经脉循行所至，还可以发生头侧疼痛，如《丹溪心法·十二经见证》中足太阳膀胱经见证为"头苦疼……头两边疼……项似拔……"，引经药为羌活，针刺可选取后项、天柱、昆仑。《伤寒大白·头疼》中"少阳经头角痛，痛引耳前后……"，引经药为柴胡，针刺循经可选取率谷、太阳、侠溪。太阴经头痛，其部位不定，或全头痛，或局部疼痛，引经药用苍术。少阴经头痛不定，以全头痛多见。足之阴经虽不行于头，却皆循于面，而"挟舌本"。如《灵枢·经脉》有"肾足少阴之脉……其直者，从肾上贯肝膈，入肺中，循喉咙，挟舌本……"，引经药为细辛。韦老师通过分析眼痛病因、病机，再观察整体，根据全身症状加以分析，触类旁通，制定治疗方针，疗效显著。

针药并用治疗麻痹性斜视案

【医案】

患者张某。性别：男。年龄：79 岁。

初诊：2013 年 3 月 21 日。

主诉：双眼复视 1 个月。

现病史：患者于 1 个月前开始出现双眼视物重影症状，伴有右眼上睑下垂及右眼球运动障碍。就诊于当地医院，经头颅 MRI 和胸腺 CT 等检查后，被诊断为"右眼动眼神经麻痹"。予营养神经，改善循环治疗，效果不佳。为进一步诊治，遂来我院。既往有糖尿病史 10 年，通过药物控制血糖，目前血糖水平基本稳定。

刻下症：双眼视物重影，右眼上睑下垂。纳可，眠佳，二便调。舌淡红，苔薄，脉细。

眼部检查：

视力：右眼 0.5，左眼 0.8。眼压：右眼 20mmhg，左眼 18mmhg。右眼上睑下垂，平视时右眼睑裂高度约 2.5mm，左眼 8mm。右眼除向外侧转动未见异常外，其余方向运动均受限。瞳孔对光反射灵敏，RAPD（－）。晶状体皮质不均匀、浑浊。眼底：双视盘颜色淡红，边缘清晰，动脉与静脉直径比约为 1：2，后级部视网膜未见出血及渗出，黄斑中心凹反光存在。

辅助检查：头颅 MRI，胸腺 CT 及重症肌无力相关检查结果均未见异常。

西医诊断：右侧动眼神经部分麻痹。

中医诊断：右眼风牵偏视，上胞下垂（风邪中络，脉络失畅）。

治法：疏风散邪，活血通络。

方药：生黄芪 50g，地龙 10g，当归 10g，川芎 10g，10g，白芍 10g，木瓜 10g，全蝎 3g，僵蚕 8g，桔梗 10g，升麻 10g，柴胡 10g，葛根 30g，玄参 20g，路路通 15g。20 剂，水煎服，每日 2 次。同时服用灯盏生脉胶囊，每次

2 粒，每日 3 次。

针灸：采用韦氏三联九针针法。选取穴位包括风池、睛明、上明、承泣、鱼腰、丝竹空、攒竹、球后、合谷、曲池、足三里、三阴交、太冲等，交替使用。

二诊：2013 年 4 月 11 日。

自觉视物重影显著减轻，视力保持稳定。

眼部检查：

右眼睑裂扩大至 5mm，左眼 9mm。右眼向内侧转动情况有所改善，可接近中线，但上、下转动仍然受限。瞳孔对光反应灵敏，余同前。

方药：生黄芪 30g，升麻 10g，柴胡 10g，白芍 10g，葛根 30g，牛膝 10g，木瓜 10g，全蝎 3g，僵蚕 10g，红花 10g。30 剂，水煎服，每日 2 次。继续服用灯盏生脉胶囊，针灸同前。

三诊：2013 年 5 月 10 日。

复视消失，复视像检查恢复正常，眼球运动完全恢复。

眼部检查：

双侧睑裂对称，均为 9mm。

方药：效不更方，10 剂，水煎服，每日 2 次，以善其后。停止针灸治疗。

【师徒评案】

学生：老师，什么是麻痹性斜视呢？

老师：麻痹性斜视是指由于支配眼外肌的神经核、神经干或者肌肉本身病变所致的斜视。麻痹性斜视的病因复杂，临床类型也较多，在临床上有一定的诊断难度。麻痹性斜视有先天性和后天性两种。先天性麻痹性斜视多在出生时或出生后早期发生，主要由先天发育异常、产伤以及生后早期感染、外伤、肿瘤等病变引起。后天性麻痹性斜视往往急性起病，病变部位涉及颅内病变、海绵窦病变和眶内病变，病因可为外伤、炎症、血管性疾病、肿瘤或代谢性疾病等多种因素。此病表现为一条或数条眼肌完全或不完全麻痹所引起的眼位偏斜，眼球运动受限而呈斜视，患者可有复视、眩晕、恶心或步态不稳等症状。

学生：老师，中医是怎样认识麻痹性斜视的呢？

老师：中医称本病为"风牵偏视"，又名目视歧、目偏视、神珠将反等，指的是眼珠突然偏斜，转动受限，视一为二的病证。《诸病源候论·目病诸候》指出，"目是五脏六腑之精华，人脏腑虚而风邪入于目，而瞳子被风邪所射，睛不正则偏视"。《证治准绳·神珠将反》中说："谓目珠不正，人虽要转而目不能转，乃风热攻脑，筋络被其牵缩紧急，吊偏珠子，是以不能运转。"《审视瑶函·视一为二症》中记载："此症谓目视一物而为二也，乃光华耗衰，偏隔败坏矣。"

结合临床实践，本病的病因病机可归纳如下：脾主肌肉，气血充足则眼球运动自如，若脾虚气弱，中气不足，脉络空虚，气血不荣，则目系弛缓，约束失灵；或因脾胃失调，津液不布，聚湿成痰，复感风邪，风痰阻络，脉络失调，筋脉挛拘；或为热病伤阴或肝肾亏虚，阴虚生风，夹痰上扰，阻滞经络；或因跌仆外伤，肿瘤压迫，引起经络受损。故临床上必须审证求因，分辨虚实，方能取得满意效果。

学生：老师，本例患者是怎样的麻痹性斜视？

老师：本例患者经过头颅磁共振、胸腺 CT 等一系列检查，排除了颅内占位性病变、血管瘤、出血及重症肌无力等原因，结合其病史考虑为周围性动眼神经麻痹。这主要是因为长期糖尿病引起的动眼神经滋养血管动脉硬化，导致动眼神经缺血缺氧，从而损害神经并导致眼肌麻痹。糖尿病性眼肌麻痹为神经源性麻痹，以动眼神经受损最为常见，其次为外展神经。发病多为急性或亚急性，病程可持续数周到数月，直到侧支循环建立才得以痊愈。对于糖尿病性眼肌麻痹的治疗，应以严格控制血糖为基础，早期诊断，及时治疗，多数患者可获得良好疗效。

学生：老师，本例患者如何辨证论治？

老师：本病主要表现为睛珠转动失灵，病位在眼肌及眼睑，在脏属脾，脾主肌肉，眼睑开合与脾气盛衰有关。脾虚气弱，气血不足，腠理不固，风邪乘虚侵入经络，筋脉拘急或弛缓而发病，即《诸病源候论·目病诸候》所谓："皆由目之精气虚，而受风邪所射故也。"该例为风邪中络，脉络失畅之证，应以祛风散邪、活血通络为法，方中重用生黄芪补气健脾、扶正祛邪；四物汤养血活血，路路通、红花、地龙活血通络，取其治风先治血，血行风自灭之义；木瓜、全蝎、僵蚕祛风通络，其中全蝎为虫类药中息风止痉力强者，能引导各种风药直达病所，使风邪无立足之地，木瓜舒筋活络，为筋脉拘挛要药；酌加柴胡、升麻、桔梗、葛根升提清阳，使胞睑下垂自愈；全方合用共奏疏风散邪、活血通络之效，使风邪疏而散之，脉络通畅，痹证除而复视去。

学生：老师，本例方药中黄芪的用量是其他药物的 5 倍，您为什么要如此重用黄芪呢?

老师：眼睑开合与脾气盛衰密切相关。本证以气虚为本，血瘀为标，即王清任所谓"因虚致瘀"。治当以补气为主，辅以活血通络、祛风散邪。根据"气为血之帅，血为气之母""治血先补气，气旺血行"的理论，重用补气药，使气旺血行以治本，祛瘀通络以治标，标本兼顾，补气而不壅滞，活血又不伤正，从而达到治疗目的。因此重用黄芪，用量一般可以从 30 ～ 60g，逐渐增加到 120g，以确保足够的药力来提升气机，促进血液循环，加速恢复眼肌的功能。

【传承心得体会】

韦老师认为，麻痹性斜视病因繁杂，临床表现多变，其病在胞睑和肌肉，症在无力，根在气虚，治则在脾。脾胃为后天之本，气血生化之源，脾虚则气血乏源，眼外肌不能得到充分滋养，血虚生风，风寒、风热、风痰诸邪皆可乘虚侵袭。因此，治疗时不仅要注重补脾益气，还要注意祛风散邪，又因治风先治血，所以疏通经络之法要贯穿始终。

对于麻痹性斜视，韦老师提倡针药并用，常常配合韦氏三联九针进行针刺治疗，起到良好的效果。韦氏三联九针针法是在遵循中医整体观念基础上，以眼局部取穴为主，配合眼周、头面及全身选穴，特别是四肢末梢及背部腧穴。若存在脏腑气血经络的病理状况，则应根据证候辨明寒热虚实，进行循经辨证取穴，再结合眼部不同病变，选择局部取穴，并在针刺手法上或补或泻，强、缓刺激适宜，还可配合电针不同疏密波或间断脉冲波以持续或重复刺激。

另外，眼肌麻痹的诊断并不困难，但明确眼肌麻痹的原因则需要在全面了解发病过程和全身情况的基础上，还要有仔细的临床检查、缜密的逻辑思维和一定的神经系统解剖知识的储备。所以韦老师常常对我们强调除了治疗眼部病变，还应积极寻找病因，治疗和控制原发病。

巧用对药治疗甲状腺相关眼病案

【医案】

患者皮某。性别：男。年龄：43 岁。

初诊：2013 年 6 月 18 日。

主诉：眼球突出 1 年，加重 2 个月。

现病史：患者 2 年前确诊为甲状腺功能减退，在外院内分泌科予甲状腺素治疗。1 年前出现甲状腺功能亢进，伴随眼球突出、复视及眼球运动障碍，停用甲状腺素并进行 ^{131}I 放射治疗后好转。近 2 个月再次出现复视，开始口服皮质类固醇激素治疗，目前口服泼尼松 35mg，每日 1 次。

刻下症：暴躁易怒，眼胀复视。纳眠可，二便调。舌质微红，苔薄黄，脉弦数。

眼部检查：

视力：右眼 0.6，矫正不提高，左眼 0.8，矫正至 1.0。非接触眼压：右眼 21.5mmHg，左眼 22.5mmHg。双眼球突出，眼球运动轻度受限，向右向下转动时受限略明显，右眼上睑退缩征（＋），下落迟缓征（＋）。结膜充血，角膜及前房未见异常。右眼 RAPD（即相对性瞳孔传入障碍，全称为"random amplified polymorphic DNA"）可疑（＋）。眼底：视盘颜色未见异常，边界欠清，上方及鼻侧明显。视野检查大致正常。

辅助检查：眼部 B 超提示眼肌肥厚，右眼明显。

西医诊断：甲状腺相关眼病。

中医诊断：鹘眼凝睛（气郁化火）。

治法：解郁清热，理血散结。

方药：当归 10g，赤芍 10g，柴胡 10g，茯苓 10g，白术 15g，甘草 10g，郁金 10g，泽泻 10g，牡丹皮 10g，皂角刺 10g，夏枯草 15g，连翘 15g。水煎，饭后温服，每日 2 次。

二诊：**2013 年 7 月 9 日**。

自觉复视有所减轻，眼胀缓解，偶有潮热汗出。左眼仅向下转动轻微受限，右眼向外侧转动和向下方转动轻度受限。舌微红，苔薄黄，脉弦。口服泼尼松减至 25mg。

眼部检查：

右眼上睑退缩征（＋），下落迟缓征（＋）。眼底大致同前。

方药调整，白术加量至 20g，并加麦冬 15g，党参 10g，鸡内金 15g。水煎，饭后温服，每日 2 次。

三诊：**2013 年 8 月 7 日**。

口服泼尼松减至 20mg，自觉仍有轻度复视，伴有潮热汗出。舌微红，苔薄黄，脉弦。左眼球运动基本正常，右眼仅向下方转动轻度受限，其余方向均无受限，右眼仍有轻度下睑迟落。

维持原方服用 30 剂，口服泼尼松减至 15mg，并维持该剂量半年。

四诊：**2013 年 10 月 15 日**。

患者仍有轻度复视，但病情维持稳定。原方与夏枯草胶囊隔日交替服用。

此后随证加减，半年后复视基本消失，双眼球运动无明显受限，激素逐渐减量，又 3 个月后，停用激素。间断服用中药，随访 1 年，无复发。

【师徒评案】

学生：老师，您在治疗麻痹性斜视时，为什么经常使用对药呢？

老师：鹘眼凝睛多继发于瘿病，其基本病机为气滞、痰凝、血瘀壅结。《金匮要略·百合狐惑阴阳毒病脉证治第三》中提到"目赤如鸠眼""目四眦黑"的赤豆当归散证，虽与本病病因大异，但是症状和病机确有相似之处，其痰（湿）瘀同治的思路值得借鉴。因此，可以依据此思路来以对药配伍治疗本病。常用对药有夏枯草—连翘、赤芍—牡丹皮、浙贝母—土贝母、生牡蛎—皂角刺、白术—苍术等。连翘散诸经血结气聚，与夏枯草合用清热解毒、散结消肿，而牡丹皮、赤芍则走里清血分热，连翘透热外走并疏散之，两者合用则表里同治。贝母能胜热散邪，又有降泄之功，善治气郁痰结诸证。浙贝母、土贝母、生牡蛎与夏枯草合用清热化痰、软坚散结。诸寒药，多易下走，加皂角刺辛散温通，药力强，引诸药直达病所。二术皆有健运中焦、祛除湿浊的功效，其中，味辛者散，苍术偏于芳香燥湿、平胃气；味甘者补，白术则有益气生血之效。二者相伍，烈与缓、散与补，相辅相成，使脾脏胃腑皆得平秘，有助于邪去正安。

学生：老师，您在治疗本病时经常使用鸡内金，但并不是所有患者都有明显的积滞，这是为什么呢？

老师：依据《医学衷中参西录》所述，谓此药"与白术等分并用，为消化瘀积之要药，更为健补脾胃之妙品，脾胃健壮，益能运化药力以消积也。不但能消脾胃之积，无论脏腑何处有积，鸡内金皆能消之"，其"能助归、芍以通经，又能助健补脾胃之药，多进饮食以生血也"。可见其对气滞、血瘀、湿聚、痰阻的消散皆有裨益。此外，对于久病久药的患者，此药还可助益中焦，这也是我们韦氏眼科重视顾护脾胃的体现。

学生：夏枯草胶囊可以在治疗后期，病情较轻且稳定的情况下，用于巩固疗效，长期服用吗？

老师：夏枯草胶囊为单味夏枯草制剂，《本草》言其"大治瘰疬散结气""气虽寒而味则辛，凡结得辛则散，其气虽寒犹温""散结之中，兼有和阳养阴之功……陈久者其味尤甘，入药为胜"。因此，其适用于本病后期消散余邪，巩固疗效。其虽"久用伤胃"，但与汤剂交替，"与参、术同行，乃可久服无弊"。

其实，不只本病，很多慢性病后期如患者需长期服药，在病情允许的情况下，均可以汤药与成药交替使用，这样有利于减轻治疗负担，提高依从性。作为临床医生，我们治疗的不是"病"，而是"人"。面对患者，我们需要考虑的不只是病情，还要注意患者的心理状态、经济状况、就医条件等多方面因素，给予最适宜的个体化随诊和治疗方案。只有让患者能够接受并坚持的治疗方案，才有可能真正有效，才是最佳方案。

学生：上述对药也能用于治疗其他疾病吗？

老师：中医辨证论治不拘于病名或病位，证同治亦同，证异治亦异。通过审证立法，上述对药及配伍思路可以广泛应用于各类内外障眼病。无论是胞生痰核反复红肿，巩膜炎或炎性假瘤的肿痛迁延，还是葡萄膜炎的水肿与渗出难消，以及视网膜、黄斑出血与水肿日久，皆可用此痰（湿）瘀同治的方法，使寒热调和，阴阳平秘，痼疾得愈。

【传承心得体会】

甲状腺相关眼病是成年人中最常见的眼眶疾病之一，属于自身免疫性疾病。大多数患者会有甲状腺功能异常的临床表现或实验室检查结果，但在甲状腺功能正常的情况下也可能发生眼眶疾病。甲状腺相关眼病在中医著作中大多包含在瘿气、瘿病、瘿瘤等疾病之中；病至后期，损及肝肾，则可遵《金匮要略·血痹虚劳病脉证并治第六》之"虚劳"辨证论治。古代医籍中描述的"神目自胀""鹘眼凝睛""状如鱼胞证"及"肿胀如杯证"等名称形象地描绘了该病的外观特征。

鹘眼凝睛多继发于瘿病，其基本病机为气滞、痰凝、血瘀壅结。故本案予以逍遥散化裁，疏肝以畅气机，益脾以行水湿痰浊，理血以消瘀滞。其中以赤芍易白芍，与牡丹皮合用苦寒入肝经血分，清热凉血、活血散瘀。郁金被称为"入血分之气药"，解郁开窍，《本草汇言》谓："其性轻扬，能散郁滞，顺逆气，上达高巅，善行下焦，心肺肝胃气血火痰郁遏不行者最验……能降气，气降则火降，而痰与血，亦各循其所安之处而归原矣。"尤适用于本病。再加皂角刺、夏枯草、连翘软坚散结。随着实邪渐减，证型转为正虚邪恋，一方面郁、瘀、痰日久化热，另一方面久病耗伤气阴，故需加入益气养阴之品。此时正气虽弱但邪气未衰，可以使用甘润之品，但不宜酸敛，以免闭门留寇。

　　此类患者可能需要较长时间使用激素或免疫调节药物，这些药物往往对机体的阴阳气血平衡有较大影响，此时配合中药辨证论治，一方面应该注意西药使用后的证型演变，另一方面可以通过中药减轻这些药物的毒副作用，促进其减量和停用，稳定病情，预防复发。

下篇 师徒对话

第五章 从医之路

学生： 老师，您高中毕业时正赶上知识青年上山下乡，您是如何走上中医之路的？

老师： 我是 1968 年 12 月响应党和政府的号召到山西夏县插队落户务农。我立志走上中医之路可以概括为 12 个字，即家庭熏陶、感同身受、针灸实践。

我出身于中医眼科世家，外祖父及母亲均为全国名老中医，自幼耳闻目染前辈们治病救人的场景，尤其是他们曾用金针拨障术，使众多患者重见光明的情景。老一辈医道医德清廉仁慈，外祖父韦文贵先生和其兄长韦文轩先生（浙江省首批十大名老中医）为方便江浙农村远乡患者就医，曾在《杭州日报》上专门发布通告，强调"为顾念远道患者往来不便，一宿二餐不取分文"。对于贫困眼疾患者，他们更是宽厚博爱，常慷慨解囊，排忧解困。这些都在我幼小的心灵里留下了难以磨灭的印象。

我的哥哥在他小学五年级时被马车碾压小腿后导致粉碎性骨折，当时几家医院的专家都主张截肢。母亲担心孩子如果残疾会对将来的身心健康产生严重影响，抱着能否保住腿的最后希望，恳请在同一医院工作的广安门医院骨科名老中医杜自明会诊。杜老仔细检查了严重轧伤的小腿伤情，并全面了解评估了外院西医专家的意见或建议，提出尽早采用必要的西药抗生素等措施防止伤口感染。为减少孩子搬动可能带来的伤情加重，在感染控制稳定后，同住一个楼的杜老多次亲自到我家，采用手法正骨、自调中药局部外敷及内服汤药三联法综合治疗，最终使哥哥的骨折完全愈合，并逐渐恢复正常的感觉和运动功能，未留任何后遗症。1970年年底，我报名参加了在山西夏县的三线建设，由于劳动强度大及饮食卫生较差，我患上了急性甲型肝炎。在当地住院期间，西医治疗主要是每天输葡萄糖并服用多种保肝药物，但1个多月后各项肝功能指标仍明显异常，且全身乏力，食欲差。回北京后，经同住老大夫楼（又称3号楼）内的名老中医蒲辅周采用中医健脾消导法为主调治近2个多月，我的食欲增加并逐渐恢复了体力，经数次检查肝功能均未见异常，肝病已完全治愈。

1969年底，经母亲建议并联系，我在农闲回家期间除自学中医外，还到针灸研究所魏如恕教授家中聆听魏教授讲解针灸基础理论，并跟随广安门医院针灸名家李志明主任医师临床见习三个月。回到山西后，我在繁重的农活之余，利用所学针灸技术为老乡解除头痛、腰酸、腹痛等病症。记忆犹新的是，一位久治不愈的双下肢顽固性湿疹少年，在为其坚持针刺治疗数月后痊愈。感到欣喜的是，2019年11月1日，我随北京中医药学会眼科分会的专家团队专程到夏县通峪村（我曾插队的村）义诊扶贫时，同去的眼科医师都见证了这位早已治愈的已步入老年的湿疹患者。

家庭影响加上前述感同身受的体验，中医的博大精深和神奇效力，坚定了我今后要成为一位能够为眼病患者带来光明的中医眼科医生的决心。

学生：老师，您不仅扎实继承了中医眼科的家学，还在西医眼科的诊治方面努力学习，能谈谈为什么吗？

老师：这与我的学习经历息息相关。1974年10月，我从山西541医院专程先后到北京大学人民医院、北京协和医院以及同仁医院专修西医眼科，师从劳远琇、张承芬、费佩芬和胡伟芳等国内知名教授，全面学习眼科专业并重点学习眼底病及神经眼科，历时3年半。在进修学习期间，白天在科里工作，晚上在协和医院眼科小图书馆看书或研究病案，这为我打下了坚实的西医眼科基础。随后，我又到广安门医院，跟随外祖父韦文贵先生和母亲韦玉英教授专修中医眼科。这段经历让我对中医眼科和西医眼科都有了深入的体会。

中医和西医并不是对立的。韦氏眼科虽然是传承数代的中医眼科，但并不排斥西医，中西医结合，扬长避短，优势互补，也是韦氏眼科几代医家传承的家风。这在解放初的浙江日报和杭州日报上均有多篇报道。韦文贵先生一向尊重西医专家，20世纪50年代末，他先后和中国医学科学院北京协和医院眼科主任罗宗贤教授，同仁医院张晓楼教授等多位专家切磋医技，并注意汲取现代医学知识，以充实丰富中医眼科内容。

韦玉英先生1958年也在中国医学科学院协和医院及同仁医院眼科进行了临床协作，开展了儿童视神经疾病的中医中药临床研究，开创了中西医结合诊疗眼病的先例。在协作期间，她不但请西医专家亲眼目睹了中医中药对部分视神经萎缩和视神经炎的确切疗效，还在合作过程中熟练掌握了各项西医诊疗技术，为更好地开展中西医结合诊疗眼病创造了有利条件。

学生：老师您常提到"西为中用""扬长避短"，您能具体说说吗？

老师：由于古代眼科检查手段有限，对许多眼科疾病，特别是眼底疾病的认知无法深入，诊断标准也难以规范。因此，在辨证过程中，缺乏具有眼科特色的诊断标准。而西医眼科的检查手段和治疗措施一直在飞速发展，随着计算机技术和生物技术的进步，对疾病的诊断水平已逐步提升到了分子层面和基因水平。现代中医眼科虽然仍传承沿用部分中医眼科病名，但也认识到中医眼科诊疗必须扬长避短，借助现代眼科仪器，将西医的检查手段作为中医望诊的拓展和延伸，这样才能取长补短，优势互补，实现精准无误的诊断，并取得更好的临床疗效。例如，中医所称的"暴盲"（即突然看不清或失明），通过眼底检查可能会发现是视神经炎、缺血性视神经病变、视网膜动脉阻塞、玻璃体出血等多种疾病之一，而这些疾病对应的治疗方法也各不相同。因此，进入眼科临床工作，首先必须全面熟悉各种基本检查方法，了解不同眼病的病因、病机、病理、诊断和治疗方法，以及眼科急诊的处理。对于中医或中西医结合眼科医生来说，还需要掌握不同眼病，尤其是常见眼病及疑难眼病的中医病因病机及辨证论治方法。由此可见，成为一名优秀的中医眼科医生需要不断学习现代新知识和临床新技能。尽管这在工作之余带来了更多压力，但有压力才有动力。我们衷心希望有志于成为优秀中医眼科医生的年轻学者能够尽早超过前辈。

学生：老师，博采众家之长，取长补短，中西医并进，这应该是您在学术上取得成功的重要原因之一。请问，是什么原因让您在过去20年里将研究的重点放在了视神经疾病的中西医结合诊疗上呢？

老师：在回答这个问题之前，我想先提醒刚踏入眼科领域的青年医师们，在初入专科临床时，切勿仅偏重某一类眼病。我之所以关注视神经疾病，始于1991年。当时我作为全国首批百名中医临床家韦玉英老师的学术传承弟子，跟师学习了3年。在随诊过程中，我发现老师的患者大多来自全国各地，他们中的许多人都是久治难愈或病因不明的各种疑难眼病患者，其中不乏视神经疾病的病例。从与老师的交流中，我了解到韦氏中医眼科多年来在治疗儿童视神经萎缩方面积累了丰富的临床经验，并且早年间还曾与北京协和医院及同仁医院的眼科部门合作，共同开展了为期3～5年的关于儿童视神经萎缩中医治疗的临床研究。特别值得一提的是，1985年以老师为主的团队开展的"明目逍遥汤治疗血虚肝郁型儿童视神经萎缩的临床研究"获得卫生部科技成果甲等奖。

同时，我也注意到许多视神经疾病存在误诊、漏诊以及病因不明的情况，且治疗起来十分棘手，或延误诊断而失明，或治疗难以取效。此外，我国的神经眼科发展相对滞后于国际上的部分发达国家。因此，我深切感悟到应和西医眼科同道共同努力，从临床实践到基础研究，多方位推动中西医结合在神经眼科领域的发展。

学生：所以，您是和西医眼科同道共同作为我国神经眼科这一新专业的开拓者之一，对吗？

老师：我只是在神经眼科专业成立之前做了一些有助于该专业发展的推动工作。我与解放军总医院魏世辉教授，同仁医院宋维贤教授、姜利斌教授，协和医院钟勇教授，以及北京儿童医院施维教授等，自2009年11月5日共同发起并组织了第一届神经眼科沙龙。此后，我们每2～3个月举行一次学术讨论交流活动。坚持近2年后，国内从事神经眼科的医生队伍明显壮大，并最终在2011年促成了中华医学会眼科分会神经眼科学组的成立。

我们东方医院与国内知名西医医院合作，主要参与合作的"Leber遗传病研究"项目获得了国家科技进步奖二等奖。我本人围绕视神经疾病发表了80余篇论文，并和解放军总医院魏世辉教授共同主编出版了国内首部《视神经疾病中西医结合诊治》一书（该书于2020年再版发行），同时和北京儿童医院施维教授共同主编出版了国内首部《儿童视神经疾病》著作。

此外，我拟定的青盲一号中医处方并牵头开展的治疗视神经萎缩的临床和实验研究获得了中国中医药研究促进会科技进步奖一等奖。2017年，中华眼科分会授予我"神经眼科杰出贡献奖"，这是西医眼科对我们团队既往工作的肯定和鼓励，也激励我们继续探索开展中西医结合治疗不同视神经疾病的临床和基础研究。

学生：老师，您能否分享下，一个初入中医眼科领域的青年医师应该如何打好基础，并循序渐进成为一名合格的中医眼科医师？

老师：你问得很好，这个问题确实值得青年医师思考和讨论。我先通过一个案例来说明。我曾治疗过一例58岁的男性患者，他自诉2年来双眼干涩、有灼热感，常伴有眼痒、眼红及视力波动，同时还有干咳少痰，口干等症状。经检查，患者的视力、眼压以及眼前后节均未见异常。干眼相关的检查显示：Schirmer Ⅰ试验右眼3mm/5min，左眼5mm/5min；BUT双眼2.5秒；角膜染色评分为9分。该患者在西医医院被诊断为"干眼症"并使用了多种人工泪液治疗，但均无效。

经过望闻问切四诊合参，我发现患者心烦、颧红，形体消瘦，舌质偏红少津，舌苔薄，脉细弱。根据这些症状，我考虑患者为肺阴亏虚，阴虚内热，虚火上炎，耗伤津液，导致目失濡润而出现眼干不适。因此，我采用清热凉血，养阴生津的方药，即桑叶15g，菊花10g，牡丹皮10g，生地黄20g，麦冬15g，玄参10g，石斛10g，枸杞子10g。7剂，水煎服，每日2次。同时给予玻璃酸钠眼药水滴双眼，每日4次。

1个月后复诊时，患者自诉眼略干，但全身症状有所改善。复查结果显示：Schirmer Ⅰ试验右眼11mm/5min，左眼14mm/5min。BUT右眼8.5秒，左眼9秒。随后嘱咐患者继续服用原方14剂后停药。分析该案例，虽然病在眼表，但其证属肺阴虚。投以桑菊增液汤结合局部"补水"，实现标本兼治，使症状明显改善。该方剂的详细方解可查阅上篇中经典医案点评所述。

该病例在采用西医单纯"补水"治疗无效的情况下，中医通过整体辨证论治以滋阴生津为主，取效持久，并且还能改善患者的全身症状。这说明中医眼科治疗眼病离不开中医基础理论体系。眼及其附属器作为全身脏器的一部分，早在《黄帝内经》中，就对眼与全身五脏六腑及经络系统的关系、眼病的病因病机及治疗用药有了详细的论述。《神农本草经》收录的365味中药中，眼科用药已达80余种。《伤寒杂病论》在阐述全身性疾病时已涉及20余种眼病，尤其是《金匮要略方论》记载的"狐惑病"，根据全身辨证提出的治法至今仍对治疗白塞综合征具有指导意义。眼科自宋代开始逐渐形成独立专科，明清两代更是中医眼科发展的兴旺时期。现代多种眼表和眼内的精准检查仪器显著扩展了中医眼科望诊的深度和广度，极大地丰富了中医眼科辨证的途径和内容，形成了具有明显专科特色的学科。这就要求有志于从事中医眼科的医生从初学阶段就要打好基础，循序渐进，全面领悟中医整体观念及辨证论治的诊疗理念，为今后成为优秀的中医眼科医师打好扎实的基础。

第六章　金针拨障术与韦氏眼科

学生： 听西医眼科童绎教授曾提起，他曾在您祖辈开的复明眼科医院见习过白内障针拨手术。老师，您能否给我们讲讲金针拨障术的源流和发展呢？

老师： 据文献记载，白内障针拨术在南北朝时期就已传入我国，但当时并未普遍开展。随着古印度佛教经典的东渐，中印文化交流在唐代达到了新的高度，其中科技文化的输入尤以医药最为突出。加上我国唐以前至唐代眼科医术的发展（太医署已有独立的五官科），为包括白内障针拨术在内的众多医药技术的接受提供了便利条件，使得该手术开始盛行于唐代（618—907年）。古印度称白内障针拨术为金篦术，金篦是佛经中常见的术语，"篦实弥切"，金中精钢者为篦，又做金筹，是印度医生做针拨白内障的器械。

此后，这一手术技术从 752 年王焘所著《外台秘要》到宋元、明、清各代医籍都有记载。尤其是清代黄庭镜所著的《目经大成》和张璐所著的《张氏医通》等书，对白内障针拨术的适应证，每一步操作方法和技巧，术中并发症处理及针具的制造和消毒都有明确记载。清代刘集福纂辑的《眼科开光易简秘本》除对前述手术方法等论述较全外，还通过"五要捷经"和"五忌捷经"，提出了确保手术顺利成功的各项注意事项，特别是对瞳孔（书中称金井）的观察及患者全身情况的要求都有较全面的论述。

西方传统的白内障摘除术自 1834 美国派传教医生 Peter Parker 在广州开设"博济医院"后，开始在国内极少数西医师中开展。但受时代所限，100 多年来国内有机会得到西医手术复明的白内障患者实属凤毛麟角，尤其是清政府采取闭关锁国政策，以及民国时期（1912—1949年）腐败的政府、动荡的社会现状和战乱使各地老百姓生活清贫，饥寒交迫，因白内障失明的大量"盲人"更不可能有手术复明机会，他们仍长年生活在茫茫黑暗之中。

学生：早就听您说过，晚清时期韦氏眼科是以金针拨障术闻名于世的。那么，韦氏眼科是怎么开始进行金针拨障术的呢？

老师：我外祖父的兄长，1962年浙江省首批"省十大名医"韦文轩先生，在《韦文轩眼科方诀与经验》（人民卫生出版社，2009年第1版）一书的序言中这样写道："予文轩欣学术而从小十三岁跟父亲韦尚林独司眼科，初时行医本市，男性老年内障失明之症，用金针拨法，当即见青天。问其术从何来，系相传十三、四代的眼科专门歌诀一卷，展阅之，校诸书，祖传采集而成，颇为详晰，正求术之关键，不惟简便易于揣摩，方知上代祖传之手录也，乃父亲尚林清朝任苏州太医局十余年功夫，一卷始成。"

从该段序言可以推断，韦氏眼科的先辈们自清朝中晚期就已开展白内障针拨术，直至新中国成立前后，一直坚持在民间用该手术使白内障"盲人"复明。由于韦氏开展的针拨白内障技术在江浙地区远近闻名，为方便江浙县乡偏远地区患者就诊，韦文轩先生开设了杭州贯桥老文明眼科医局，而我的外祖父韦文贵先生于杭州也自立了"复明眼科医院"，这两家机构均专设了病房，并在《杭州日报》上刊登广告："凡远道来杭求诊者，一宿两餐不取分文"。此举得到了政府的重视及西医眼科同道的关注。

1956年8月10日，《杭州日报》专题报道了韦氏针拨白内障的技术，并介绍了浙江省西医专家的鉴定结果。当年，浙江省卫生厅受卫生部中医研究院的委托，成立了包括省内西医著名眼科专家姜辛曼、俞德葆、缪天荣等在内的疗效检查组，以总结韦氏眼科施行针拨白内障手术的疗效。研究小组认为："韦氏施行金针拨白内障手术有一定的医疗价值。这种手术简便易行，住院日少，手术合并症少。但该手术还不能使晶体完全下沉，患者的视力也不能全部矫正到正常，故还需继续做临床观察，并争取做病理切片检查"。

新中国成立初期，国家百废待兴，浙江医学院学生教学实习医院数量有限，无法满足临床实践要求。经浙江省卫生厅联系，韦氏复明眼科医院承担起了临床教学观察的重任。韦文贵先生在繁忙的诊疗工作中，仍然热衷于带教工作，耐心指导学生，并在生活上给予他们关心和照顾。在这个阶段，我国著名的神经眼科专家、福建医科大学眼科前辈童绎教授等一批学生，在韦氏眼科医院参观学习，韦老还亲自为他们演示了金针拨白内障手术，使他们受益匪浅。

学生：韦氏眼科的金针拨障术是否一直严格遵循家学并传承古法呢？

老师：不是的。韦玉英老师在解放初期曾在省立杭州医院专修眼科，通过对照西医眼科白内障手术，她意识到针拨术的机械和某些手法需要改进，以确保手术更顺利和安全，于是，她开始和省立医院的西医眼科医师交流并改进思路。但限于当时的条件，且不久她就随其父调离杭州到北京，这一技术改进（包括前述鉴定专家提出的"争取做病理切片检查"）未能继续进行。1955 年 11 月，韦文贵和韦玉英父女两代应卫生部邀请调到北京中医研究院。从老人当年的同道回忆中，以及家中保留下来的 1973 年春季为中国出口商品交易会专门出版的《重见光明——中西医结合治疗眼病》图册中，我们可以了解到，韦文贵先生曾将韦氏手术技术演示介绍给广安门医院眼科的同行们。目前，韦氏先辈从清朝后期请工匠特别制作的两套"金针拨内障术"器械仍保存在北京中医药大学东方医院的"燕京韦氏眼科学术流派传承工作室"内，作为历史的见证。

学生：唐由之国医大师曾为毛泽东主席成功实施了白内障针拨手术，您能介绍一下这段历史吗？

老师：毕业于北京大学医学部（原北京医学院）的国医大师唐由之教授，在 1963 年调入广安门医院后不久，便开始了对金针拨障术的临床和基础研究。唐老博览相关古籍，并认真观摩了韦文贵先生现场针拨白内障的手术过程（包括术中出现的并发症及手术失败的病例），并结合现代解剖学、病理、生理等学科知识进行深入研究与探讨。他对传统中医针拨术的切口部位进行了深入的分析，从西医学的角度出发，对其安全性进行了科学解读，又重新准确定位了手术切口的部位及大小，进一步完善了手术方法。同时，他还改革研制出了操作更为轻巧、更为安全的手术器械。经过连续数年的不懈努力，唐老带领团队广泛开展了临床实践并结合实验研究，直至 1966 年春，以唐老为主的团队研究成果成功通过了卫生部组织的"白内障针拨术科研成果鉴定会"。

1975 年 7 月 24 日凌晨，唐老成功地为毛泽东主席做了针拨白内障手术。客观地说，邀请唐老为毛主席做针拨术，是在当时的历史背景和医疗条件下，以及毛主席高龄多病的身体状况下，结合详细检查主席所患核性白内障的晶状体比重大、易下沉稳定等眼部情况，经过中医和西医眼科专家反复对比讨论后的理想选择，更是中央政治局以周总理为首的核心领导层反复亲自过问了解并慎重研究决定后，所做出的明智和适宜的选择。此后，唐老又为当时无法做西医白内障手术的柬埔寨宾努亲王成功实施了针拨白内障术。数年中，这一改革创新的手术方法已使全国众多白内障患者重见光明，这都成了金针拨障术现代版的佳话。

当然，随着医学技术不断进步和完善，现代更科学、安全、快捷、有效的超声乳化摘除白内障联合人工晶体植入术，早已取代了白内障针拨术。但针拨术在漫长的、缺医少药的年代，曾使众多白内障"盲人"重见光明，尤其在"文化大革命"时期国内的医疗条件和特殊环境下，唐老采用改进的白内障针拨手术为当代伟人毛泽东主席成功手术复明的真实记载，已经在历史上留下了厚重的一笔。同时，唐老勇于探索的创新思维和勤于耕耘的实践精神，也值得后辈们学习。

第七章 辨证特色

学生：老师，眼科有哪些专科辨证方法呢？

老师：中医眼科特有的辨证方法主要包括外障辨证、眼底辨证和五轮辨证。

学生：外障辨证就是主要用于外眼病的辨证方法，对吗？

老师：外障辨证实际上属于眼表辨证，古代医家仅凭肉眼望诊，记下了多种眼表疾病的形态改变。我曾接诊过一例8岁男童，初诊时诉双眼皮交替反复肿痛，左胞睑局部红肿。检查发现左眼上睑皮肤微红肿，伴有局部压痛，可触及约绿豆大小的硬结，结膜充血明显，角膜清亮，未见异常。眼底检查未见异常。纳差，便溏，睡眠可。舌淡红，边缘有齿痕，苔薄黄，脉滑数。诊断左针眼（脾胃伏热），给予清解脾胃伏热，扶正祛邪的方药，用化坚二陈汤加减，即白僵蚕6g，黄连3g，陈皮6g，姜半夏6g，茯苓6g，炙甘草6g，夏枯草6g，牡丹皮6g，鸡内金10g，金银花6g，野菊花6g。14剂，水煎服，每日2次。2周后复诊，上述症状基本缓解，原硬结变小；继服7剂后左眼睑硬结消除。但同属眼表的黑睛疾患（即角膜病），则需要结合现代仪器加强望诊，以角膜炎为例，中医眼科把角膜溃疡形象生动地描述为"花翳白陷"，但通过裂隙灯显微镜、角膜地形图及角膜内皮镜等检查，"花翳白陷"已能从病因角度分为细菌性、病毒性、真菌性或棘阿米巴性角膜炎，从而针对病因局部用药，结合全身辨证论治，能更有效控制病情，缓解症状，恢复健康。

学生：即便是外障眼病，也要把局部改变和脏腑辨证结合起来综合考虑。那么眼底辨证是怎么一回事呢？

老师： 内障眼病即使视力明显下降或失明，但眼部外观多无明显异常。仅靠五轮所述水轮属肾，水轮疾患（即眼内疾病）每与肾、膀胱相关这一主观推论，是无法确认失明是眼内何种疾病导致的，更难以取效，甚至可能贻误病情。故明、清医家均有"内障难治，外不见症，无以下手"的感叹。但现代借助眼底荧光血管造影、光相干断层扫描及眼科 B 超等，已能动态、静态结合，并深入直观地观察到眼底各分层组织的出血、水肿、渗出及血管阻塞或炎症改变，其微观病变可以精确到 $1 \sim 2\mu m$。从而使中医眼科对眼内疾病的望诊延伸到了眼底辨证。可以说，眼底辨证是现代中医眼科集体另辟蹊径的内障辨证思路。

下面我用一个病例说明一下。

2018 年 9 月 6 日，接诊唐某，男，42 岁，自诉右眼视物不清 6 天，视力下降至 0.5，无法矫正。眼底检查示右眼黄斑水肿明显，OCT 扫描证实右眼黄斑水肿高度为 $366\mu m$，FFA 提示右眼黄斑区见"喷墨状"荧光渗漏。诊断为中心性浆液性视网膜脉络膜病变（视瞻昏渺）。患者四诊全身及舌脉均无异常，故舍脉从症，仅从眼底黄斑水肿辨证为脾虚水湿上泛于目，治以健脾利湿，方选五苓散加党参，炒薏仁等。经治疗 1 个多月，患者视力提高到 1.0，眼底黄斑水肿消退。改用成药参苓白术胶囊，每次 2 粒，每天 3 次，口服两周后停药。

学生： 老师，五轮辨证是我们在中医眼科学教材上学过的，目前临床上还常用于眼病辨证吗？您能具体举个案例来说明吗？

老师： 五轮辨证是以《内经》理论为基础，通过五轮辨证来推测脏腑病变的眼病辨证方法。根据轮脏相应关系，各轮的疾病与相应的脏腑密切相关。五轮学说在宋初的《太平圣惠方·眼论》中首次被记载和运用。该学说将眼局部由外至内分为五轮，各属五脏，并以"眼通五脏，气贯五轮"强调了眼与整体的紧密关系。《审视瑶函》中记载："夫目之有轮，各应乎脏，脏有所病，必现于轮，势必然也。肝有病则发于风轮，肺有病则发于气轮，心有病则发于血轮，肾有病则发于水轮，脾有病则发于肉轮。""轮标也，脏本也，轮之有证，由脏之不平所致，未有标现证而本不病者。"这些论述进一步强调了五轮病变与相应脏腑之间的密切关系。尽管历代中医对五轮学说的认识存在差异，但大多数医家仍遵而述之或有所补充和发挥。迄今为止，临证所遇的部分眼病，借助五轮辨证仍是中医眼科医师常用的辨治途径之一。

先师韦玉英于1992年5月29日接诊了一位28岁的女性患者。患者主诉右上睑沉重下垂已持续1个月，症状晨轻晚重，且不耐久视。患者乏力，纳呆，二便、月经如常。舌体胖，苔薄白，脉细。检查发现，双眼平视下睑裂宽度右侧6mm，左侧为10mm。疲倦试验显示，反复瞬目60次后，右睑裂宽度减至3.5mm。新斯的明试验后20分钟，右睑裂增至9.5mm。舌质淡。最终诊断为右上睑下垂（眼肌型重症肌无力）。辨证属中气不足，脾阳不升兼血亏。治疗以补益中气为主，选用生黄芪15g，炒白术10g，党参10g，当归10g，陈皮10g，升麻6g，柴胡6g，炙甘草6g，防风10g，羌活10g，丹参10g，钩藤10g（后下）。14剂，水煎服，每日2次。同时合用肌苷口服液，每次10ml，每日2次。经三次复诊，最终双睑裂保持9.5mm宽度，右眼疲劳和沉重感减轻。后因患者工作繁忙自行停药，病情曾有反复。在原治法基础上，加用金匮肾气丸，并嘱其坚持用药2～3周后，可间断服药，病情一直比较稳定。1993年4月17日随访，患者病情稳定无进展。该例病在胞轮（眼睑），症在无力，根在气虚，治在脾肾，但以治脾为主，兼顾补肾。胞睑属脾，为肉轮所主，脾主四肢肌肉，脾气主升。脾虚睑废无力而下垂，故治疗务必先实脾。脾气的健运有赖于肾气的温煦，才能持久发挥升清作用，故病久或病情反复时应注意补肾，有助于提高疗效并稳定病情。

五轮辨证作为中医眼科珍贵的医学遗产，既体现了中医治疗眼病重视从脏腑调理的理念，又强调了眼病专科诊疗的特色。然而，临证时不能牵强附会，生搬硬套，拘泥于轮脏关系不变。具体运用时还应当与八纲、病因、气血津液等辨证方法合参，方能更好地指导临床。

学生：老师，临证时应该如何将眼科特有的专科辨证方法和脏腑辨证结合起来，以更有效地诊疗眼病呢？

老师：许多眼病和全身疾病密切相关，甚或是全身疾病在眼部的首要证状。因此，我们在接诊眼病患者时，要权衡不同病因眼病、病情轻重缓急及证候特点，养成"三辨思维"，即首先辨病，其次是辨因，随后辨证，再据证立法，依法选方用药。实际上，早在汉代的《伤寒论》中就有以"辨某某病脉证并治"的论述，如《金匮要略》中的"百合狐惑阴阳毒病脉证治第三"与近代西医提出的白塞综合征（眼、口、生殖器三联综合征）类似。这说明中医自古以来就开始辨病和辨证合参。目前借助现代医疗仪器和血尿生化免疫检查，我们能更精准地确定发生在眼科的多种疾病的病因（局部或全身）。例如，有患者自诉双眼视力逐渐下降，临床辨病为视神经萎缩，即中医所称的青盲；经 MRI 审因确认是颅内脑膜瘤，随后转至脑外科尽早摘除肿瘤。术后，再根据全身辨证确定证型属气血两虚证，结合眼底视盘苍白属血亏，给予补益气血的人参养荣汤或八珍汤加黄芪、陈皮等，使患者的视力在稳定基础上有所改善。该病例若不辨病因，仅用中药治疗，必将延误诊断，不仅可能导致失明，还可能危及生命。

学生：您门诊中视力严重损害的儿童视神经萎缩病例多见，能谈谈您的临证思路吗？

老师：我临证所治的小儿眼病以视神经萎缩为主，中医称小儿青盲。病因多为各种脑瘤压迫或浸润、外伤或遗传（基因突变）等因素造成的视神经损害。这些病例的共同特点是双眼为主（外伤单眼多见），病情严重或几乎失明，病程长且已经过多家医院诊疗；患儿或由外院转诊，或其家长慕名带孩子远道来诊。面对这些满怀希望，企盼孩子重见光明的患儿家长，我首先会全面了解患儿既往的所有病历资料，仔细询问可能遗漏的重要病史，并补充必要的检查，在此基础上慎重地做出病情评价。若确属病程长久、已无光感的视神经萎缩者，我会坦诚地与其家长沟通当前医学的局限性，说明难以解决所有疑难疾病，并耐心做好交流和疏导工作，避免他们"有病乱投医"，轻信网络上少数夸大其词的伪科学医术，从而造成无助于病情好转的更多的经济损失，甚至医源性伤害。对于已明确病因并消除病因的早期视神经萎缩，应结合中医四诊后立法、处方、选药。

学生：儿童患者与成人的辨证思路有什么不同呢？

　　老师：中医治疗小儿眼病和治疗全身疾病一样，在辨证论治的基础上要根据其生理病理特点选方用药。清代吴鞠通提出小儿"稚阳未充，稚阴未长"。稚阳未充，卫外之力弱，一旦护理失宜，寒暖失调，则外易为六淫所侵；稚阴未长，五脏之藏精少而内易为饮食所伤。正如儿科鼻祖钱仲阳所观察到的，小儿脏腑柔弱、易虚易实、易寒易热，发病容易，传变迅速。上海近代名医徐小圃学宗"稚阳稚阴"，创立温阳学派，指出"阴之所生，必赖阳气之旋运"，特别强调阳气对小儿的重要性，治疗小儿疾病重视扶正祛邪，及时温培脾肾，潜阳兼顾育阴。江苏名医江育仁深受徐小圃学术影响，创立"运脾学派"，提出"健脾不在补贵在运"，认为运脾法属和法范畴，具有补中寓消，消中有补，补不碍滞，消不伤正的和调作用。我十分赞同江育仁的学术思想，对于需要长期用药治疗的重症小儿视神经萎缩，尤其是部分头部外伤或脑瘤术后大伤气血、神疲纳呆的体弱患儿，我注重"健脾不在补贵在运"这一以消助补的用药思路。常选方剂如逍遥散类、柴胡参术汤、人参归脾汤等。在投方药中，若用黄芪必配陈皮以补而消滞；熟地黄配砂仁，后者辛散之性可去熟地黄的黏腻碍胃之弊；若党参、当归气血双补，则配木香、枳壳理气醒脾、破积导滞，以防补药滋腻滞气。组方用药应慎用苦寒、燥热、辛散等药；由于这些小儿病例多属久治难取效或病程缠绵迁延的陈旧痼疾，且在多家医院用过各种中药和（或）西药，故治疗周期长，有的还要配合三联九针等疗法，针药并举以提高有效率。

第八章 眼病与整体观念

学生： 记得查房时，有一位双眼视力明显下降的老人，您首先注重治疗失眠而非眼病，这是出于何种考虑呢？

老师： 这是一个典型的病证合参的案例。这位雷姓男性老人，72岁，于2006年3月7日入院。查房中，他自诉双眼先后出现视物模糊已持续2年，确诊为双眼缺血性视神经病变，继发视神经萎缩（中医称之为"目系暴盲"，继发为"青盲"）。近2个月来，随着失眠症状加重，视力进一步下降，右眼视力0.1，左眼0.15，无法矫正。眼底视盘近乎苍白。交流中了解到其失眠已有5年，近年来最大的痛苦是经常彻夜难眠，食欲不振，精神萎靡，视力也愈发模糊。他曾先后用过多种安眠类药物，也服用过不同中医师开具的中药，但失眠问题仍困扰着他。患者再三期盼能先用中药解决失眠问题，同时保住现有的视力。四诊后，发现患者精神恍惚，惊悸健忘，食欲不振，大便干，彻夜不眠或夜寐多梦易惊，心烦盗汗，腰酸痛，舌质偏红少津，脉沉细较数。辨证属精亏血少，心肾失调。治法为养心安神，补肾滋阴。方选《体仁汇编》中的柏子养心丹合《金匮要略》中的酸枣仁汤化裁，即柏子仁20g，酸枣仁20g，茯神15g，熟地黄15g，麦冬10g，知母10g，枸杞子15g，石菖蒲10g，当归10g，川芎10g，炙甘草10g，枳壳10g。7剂，水煎服。经过先后3周的方药调理，患者5年多的失眠症状明显好转，虽有时多梦，但视力有所提升。此后，患者每年住院4～6次，视力稳定，睡眠也得以改善。直至2018年，患者近85岁高龄时，因突发性胃出血在某医院救治，不幸离世。该患者病证合参，治疗时先从解决主要矛盾——失眠入手，同时兼治病症青盲之症。随着失眠的改善，视力也在稳定的基础上有所提升。这正是中医辨证论治调理的优势所在，也告诫后学初入眼科者，切忌头痛医头。中医临证需牢固树立整体观念，既要夯实中医四诊的基本功，也要在病症合参中灵活变通，巧妙化裁方药。

学生：这个案例让我受益匪浅，但在跟随门诊时，我注意到老师不仅会查患眼，还常常首先检查所谓的"健眼"。对某些急性视力下降的内眼病，有时查完眼底后，老师还会直接在病历上记录内科诊断。您能讲讲其中的原因吗？

老师：好，看来你在跟诊中既注意观察，又用心思考了。这两个问题互有联系，互为因果，我就一并解答吧，供你们今后在临床实践中体会。用通俗的语言概括就是诊疗眼病要有全局观念，要"平等对待"。下面我结合实例来解读。

全局观念，即中医的整体观念。早在《灵枢·大惑论》中就指出："五脏六腑之精气，皆上注于目而为之精，精之窠为眼，骨之精为瞳子，筋之精为黑眼，血之精为络。其窠气之精为白眼，肌肉之精为约束，裹撷筋骨血气之精而与脉并为系，上属于脑，后出于项中。"又说："目者，五脏六腑之精也。"这说明眼睛之所以能视万物、辨五色，全依赖于五脏六腑的精气上行灌输营养。一旦脏腑功能失调，目窍失养失用，必然导致视物昏矇，甚者不明三光（古人称日光、月光和烛光）。我1975年秋季在北京协和医院眼科跟随著名眼底病专家张承芬教授出眼底病门诊时，曾数次看到张教授在仔细检查完眼底后，除了写上眼科诊断外，还会诊断出糖尿病或高血压病等内科相关疾病，有的病例在做完眼科必要的处理后，张教授总会耐心劝阻患者尽快到内科完善病因诊疗，或直接将患者转诊到内科。我从医至今已48年，深刻体会到，眼科许多疾病是全身疾病的"前哨"，尤其是眼底疾病，更是心、脑、肾血管疾病和神经系统疾病的"窗口"。我认为，一个勤于实践的眼科医师，在临床工作3～5年，就应该能对部分与全身关系密切的眼底疾病及时发现，或至少能想到可能存在某些全身疾病而详查病因。例如，对于一位没有任何自觉不适症状的早期糖尿病患者，若能通过眼底检查（有时需要借助眼底荧光血管造影等）尽早发现并适宜治疗，那将是患者的"福音"。遗憾的是，偶尔见到个别中、青年人双眼近乎失明或一眼已失明，才来眼科检查，发现是糖尿病所致，这让我们痛心疾首，也提示我们疾病预防的重要性（以后专题答复）。因此，初入眼科的医生对于眼科疾病一定要有整体观念，苦练基本功，拓展诊断思路。

学生：老师，我一定牢记这一点。您说的"平等对待"又是怎么回事啊？是平等对待双眼吗？

老师：对。患者就诊时大多会描述患眼视力下降或疼痛不适等症状，医生通常也会关注患眼体征并根据检查做出初步诊断。尤其是在忙碌的门诊中，往往难以顾及再检查健眼。有时患者反而会提醒或恳请医生顺便检查健眼是否有问题。鉴于双眼的组织胚胎来源、解剖结构及生理机制完全相同，其病理改变也基本类似。从中医角度理解，"五脏六腑之精气皆上注于目"，此处"目"是指双目。因此，我要再三强调，初诊眼科患者时，一定不要忽视对所谓健眼的检查。

下面我给你举几个案例：

第一个案例是一位 49 岁的男性患者。他主诉右眼前突然有"黑云遮挡"，视物模糊已持续 6 天。曾到某医院眼科检查患眼后，诊断为右眼玻璃体出血，给予三七粉等止血药并嘱其静养。到我科检查时，视力显示右眼眼前指数，左眼 0.8，眼压未见异常。裂隙灯下可见右眼玻璃体有浓密棕红色细粉末状浑浊，眼底不见。眼科 B 超检查提示玻璃体出血，未见视网膜脱离。左眼底检查可见视网膜上散在斑点状出血、微血管瘤及硬性渗出，并有稀疏的绵绒斑。FFA 提示左眼底视网膜各象限均有部分无灌注区及偶见的新生血管芽。诊断为糖尿病视网膜病变（右眼Ⅳ期，左眼Ⅲ～Ⅳ期）。该患者并不知自己患有糖尿病，因此先转至内分泌科进一步确认诊断并控制血糖后，再采用中西医结合治疗（包括中医辨证论治、左眼内激光及 1 个月后行右眼玻璃体切除术＋眼底激光等）。该例由于及时注意检查了"健眼"，既早期明确了失明的病因，使患者茫然不知的糖尿病得到有效控制，又使失明眼复明，更避免了另一只眼"重蹈覆辙"，再次发生严重的并发症。

第二个案例是罗某，42 岁，男性。他自诉左眼视物模糊近 10 天，有时伴有头晕。检查发现双眼视力均为 1.0。眼压未见异常。双眼底视盘均有水肿（左侧更明显），伴随盘周线状出血，视网膜动脉细，静脉充盈，散在硬性渗出及绵绒斑。患者在外院检查 MRI 颅内未见占位病灶及其他异常。我科测血压 220/126mmHg，转至心内科会诊后明确为肾性高血压。经内科治疗血压稳定后，采用中药调理，视力稳定，眼底视盘水肿等消退，视野仅有生理盲点扩大。

临床上，多种眼病如原发性青光眼、遗传性视神经疾病、视网膜疾病，以及部分眼底血管性疾病和葡萄膜炎等，均有双眼同时或先后发病的特点。因此，首诊眼病患者时，不能顾此失彼，先入为主，一定要双眼均检查。我的习惯是在初步疑诊某种眼病后，先检查所谓健眼；尤其在患眼看不清全貌时，常可从健眼"蛛丝马迹"的体征中发现重要的诊断线索，甚至提前发现患者隐匿不觉的全身疾病（如前所述）。希望你们在今后的临床实践中逐步体会。

第九章　治疗特色

学生：阅读韦氏中医眼科著作，我发现书中所收录的治疗眼病方剂中，药量轻、药价廉是其特点之一。您能具体谈谈韦氏眼科的制方用药特点吗？

老师：记得韦玉英先师曾与我谈及，韦文贵先生曾为一位中央首长诊疗外眼病，所开5剂处方收费仅几元钱。当时，首长的保健医生拿到药房收费后的处方，疑惑地返回门诊询问是否药味开少了。经解释后，首长遵医嘱服药，到第5剂时眼病即恢复。这说明中医处方是否有效，重在辨证准确，即有是证，用其药。当然，若药量轻，药价廉，不是更有利于患者吗？

韦文贵先生的研究生沙凤桐教授曾整理韦老的制方用药特点，总体而言，是以轻灵见长。韦老对"轻可去实"有独特的见解和经验，认为眼为清灵之府，精微机巧，嫩弱娇脆。若过用峻烈砍伐之品，必致上窍受损。因此，他主张用药以缓和为宗，不尚矜奇炫弄，擅长以平淡无奇之品取得良好的效果。韦老制方用药的轻灵主要表现在以下几个方面：

1.用药量轻。例如，羌活、细辛、蝉蜕、薄荷、黄连、桔梗、砂仁、沉香、肉桂等品，用量在1～3g之间，荆芥、防风、白芷、辛夷、牛蒡子、桑叶、豆豉、栀子、黄芩、黄柏、龙胆草等品，用量也仅在3～6g之间，而用甘菊、木瓜、决明子、青葙子、蔓荆子等品，则多用9g左右。

2.药性轻扬。从韦老自制的验方可以看出，药性属宣解发散、清扬上浮、透泄疏通等升浮轻扬之品占重要地位。使用轻扬发散宣透药多，这与眼科的特点有关。目为上窍，欲治其病，必以升浮轻扬之品，才能在上窍奏效。这正如吴鞠通《温病条辨》中所言"治上焦如羽，非轻不举"。

3.组方精悍。韦老制方短小精悍，从不庞杂。可用可不用的药尽量不用。分析韦老自制的 57 个内服验方，其中 14 味药以上的有 2 首，13 味药的有 2 首，12 味药的有 6 首，10～11 味的有 22 首，7～9 味的有 15 首，6 味以下的有 10 首。即少于 12 味药物的方剂占 82.4%（47/57）。例如，偏正头痛方仅 6 味药，且药量轻（防风 5g，荆芥穗 5g，木瓜 3g，苏叶 5g，蝉蜕 3g，炙甘草 5g），但该方对青光眼头痛及顽固偏正头痛均有很好的止痛疗效。菊栀散热饮药仅 7 味（甘菊 6g，焦栀子 6g，密蒙花 9g，黄芩 6g，连翘 6g，桑叶 6g，决明子 10g），但有良好的清热降火、凉肝平肝的作用，对于急性结膜炎、巩膜炎、角膜炎等均有较好的疗效。逍遥散验方，由 11 味药组成（当归身 9g，焦白术 6g，甘草 3g，柴胡 6g，牡丹皮 6g，茯苓 12g，焦山栀 6g，白菊 6g，白芍 9g，枸杞子 9g，石菖蒲 10g），药物虽属平淡一般，但对眼科疑难症的视神经萎缩、视神经视网膜炎、皮质盲及急性球后视神经炎等眼底诸疾属肝郁血虚、玄府郁闭者，均可加减应用。经韦老二十余年的临床验证，有显著疗效。

上述诸项，可谓是古人"轻可去实"之说在眼科的具体体现。韦老认为"用药之道，贵在切病"，所谓切病，既要求辨证的准确，又要求对药性有透彻的了解，而且要按照法规把药物组成方剂，这样才能做到用药切病。

以上内容精练地概括了韦文贵先生的组方用药特点，但要特别提醒以下三点：

1.方药简洁轻灵的前提是辨证准确，组方对证，配伍恰当，绝非"喧宾夺主"，不顾证候、证型的刻意取巧轻灵方药。

2.药味少，药量轻并非不敢用药，遇病急邪盛者，辨清寒热虚实之后，虽芩、连、知、柏不畏其寒，桂、附、理中之属不畏其热。若陈旧痼疾，气虚血亏重者，参、芪、胶、地不嫌其补且量足，例如，治疗气血亏虚日久的目系青盲，黄芪首量可用至 20～30g，并可逐渐加量到 60～80g。若谨小慎微，该加药量时墨守成规，犹如隔靴搔痒，药不达病所而必然无效。在此，希望我们深入研读《伤寒论》及《金匮要略》等经典著作中许多经方的精简组方和药量轻重的缘由，必有收获。

3. 近些年，个别中医院的少数医师所开治疗眼病的中医处方，动辄 25 ～ 30 味中药，甚至 40 味以上中药，且方中贵重中药所占比例大。从方中药物分析，很难体现君、臣、佐、使的辨证用药配伍。这种堆积大堆较贵重中药的处方，不排除对处方选药经济效益的追求。

学生：老师，现在门诊干眼患者比例大幅度上升，您能介绍一下干眼的辨证思路吗？

老师：先谈谈什么是干眼吧。干眼是由泪液的质、量及动力学异常导致的泪膜不稳定或者眼表微环境失衡，可伴有眼表炎性疾病、组织损伤及神经异常，造成眼部多种不适症状和（或）视功能障碍。干眼包括干眼症及干眼病。部分人群具有干眼的症状，但为一过性，只要休息或短暂应用人工泪液即可恢复正常，且无干眼的各种体征，尤其没有眼表损害，亦无引起干眼的局部及全身性原因，这类情况称为干眼症；既有症状又有体征者则称为干眼病；若合并全身免疫性疾病者则为干眼综合征。干眼病最常见症状是眼疲劳、异物感、干涩感、烧灼感、眼胀、眼痛、畏光、眼红等，严重干眼者可引起视力明显下降而影响工作和生活，甚至导致视力丧失。

干眼分为五类：水液缺乏型干眼、脂质异常型干眼、黏蛋白异常型干眼、泪液动力学异常型干眼、混合型干眼。干眼的诊断根据以下四个方面：①症状；② BUT ≤ 10 秒；③ Schirmer I 试验≤ 10mm/5min；④眼表面损害。

中医称干眼为"白涩症"，病名首见于《审视瑶函·卷之三·白痛》。该书描述其症状为"不肿不赤，爽快不得，沙涩昏朦，名曰白涩"。其病因病机分为：①暴风客热或天行赤眼治疗不彻底，余热未消，隐伏肺脾之络所致；②肺阴不足，目失濡润；③饮食不节，或嗜烟酒，或偏好辛辣之品，致使脾胃蕴积湿热，气机不畅，目窍失养；④肝肾不足，阴血亏损，目失濡养。无论干眼或干眼症，甚至干燥综合征，在应用人工泪液"补水"或针对导致干眼的睑板腺功能障碍和眼表炎症或全身相关疾病进行有效控制的同时，联合中药全身调理可以更有效地改善症状和提高治愈率。

学生：在门诊看到您常用自拟经验方治疗干眼病，您是如何考虑的呢？

老师：门诊治疗干眼症时，在辨证论治基础上，我常用桑菊增液汤和杞菊甘露方。桑菊增液汤中以来自《温病条辨》的增液汤（生地黄、麦冬、玄参）中的三味中药共同组成君药，并加桑叶、菊花，旨在滋阴清热；再加石斛、枸杞子滋养肺、胃、肝、肾诸脏之阴。全方养阴增液、清肝明目。具体方解和应用可以查阅前述对干眼的传承心得和医案点评。

下面我重点介绍杞菊甘露方（即杞菊甘露饮），该方由枸杞子10g，菊花10g，石斛10g，北沙参10g，玉竹10g，麦冬10g，桑叶10g，薄荷10g，仅8味药组成。方中枸杞子甘平质润，归肝、肾、肺经，补肺肾益精、养肝明目；菊花甘寒清凉，入肺、肝二经，散风热、清肝润肺明目。两药合用，共为君药。石斛味甘，性微寒，归胃、肾经，养胃阴、生津液，滋肾阴兼除虚热；北沙参味甘、淡，性微寒，清肺热、养肺阴，又能养胃阴、生津液；麦冬味甘、微苦，性微寒，归肺、心、胃经，清养肺胃之阴而润燥生津，兼可清心除烦；玉竹味甘，性平，归肺、胃经，补阴润燥、生津止渴，但药力缓慢。四药合用皆可增强养肺胃、肝肾之阴，润肺胃、肝肾之燥，同为臣药。桑叶入肺、肝二经，轻清疏散，又甘寒清润，既善祛风热之邪，又可清肺润燥，兼清肝明目；薄荷味辛性凉，归肺、肝经，轻浮上升，芳香通窍，功善疏散上焦风热。该两药既辅助君臣药，又可引诸药上行直达病所。全方8味药中，7味药均入肺经，5味药入肝或肾经，4味药入胃经，其中麦冬兼入心经。全方通补肺胃肝肾之阴，生津润目。主治干眼症，对中老年泪液分泌不足型干眼，伴有蒸发过强型干眼的睑板腺功能障碍，以及干燥综合征均可以服用，亦可用于熏蒸或煎完汤药后药渣包裹后的外敷。

杞菊甘露方作为临床有效验方，我们分别在国内和新加坡进行了设计严谨的临床研究。研究结果表明，杞菊甘露方对于肺、胃或肝肾阴虚津亏者，均可不同程度地缓解干眼症状，改善干眼的相关指标。

学生：角膜炎的治疗在外障眼病中颇具有挑战性，您能否帮我们梳理一下治疗角膜炎的临证思路和用药规律？

老师：角膜炎常有睛珠疼痛、目涩难睁、畏光头痛及流泪等症状，眼表可见白睛混赤、黑睛点状、树枝状星翳或花翳白陷等。角膜炎属黑睛疾患，黑睛属肝，白睛属肺。中医辨证治疗需要根据发病早晚、病情轻重及全身证候立法方药。

韦氏中医眼科在治疗角膜炎方面经验丰富，自创多个经验处方。病初证属肝肺风热壅盛，治疗当以祛风清热为主，佐以滋阴活血、退翳明目之法，常用红肿翳障方（见前述）或羌活胜风汤加减。若眵多泪少、眉棱骨痛、口苦溲赤，舌苔黄，脉弦数，证属肝胆火炽兼风邪外袭，风火交炽上乘目窍，治以泻肝清热为主，方用红肿痛方（柴胡6g，黄芩6g，赤芍6g，川芎6g，夏枯草6g，大黄12g，薄荷5g，木贼9g，枳壳9g，生地黄15g）或龙胆泻肝汤加减。若热毒壅盛，畏光涩痛剧烈，大便燥结，急宜釜底抽薪，折其邪毒猖獗之势，使热毒下泄，可先选简易药少的泻火解毒汤（大黄12g，生枳壳6g，玄明粉9g）。若热毒内攻化火，三焦实火上灼风轮，神水浑浊，化而成脓，发为"黄液上冲"（前房积脓），急用祛邪重剂眼珠灌脓方，通常仅用1～3剂，热减便通则改用轻可祛实的方药。热毒已减，白睛红赤转淡，症见口干、舌红、脉细，是属正邪俱虚，或阴虚而余热尚存，法当滋阴降火、平补肝肾，方用知柏地黄汤或明目地黄汤加谷精草、木贼、蝉蜕、密蒙花等清肝明目退翳之品。若白睛红赤迟迟不退，是为肺经余邪未尽兼有瘀滞，当破瘀退赤，方用破赤丝红筋方〔大黄12g（后下），玄明粉9g，生枳壳9g，桃仁3g，当归尾9g，红花3g，赤芍6g，白菊花6g，密蒙花6g，生甘草3g〕。后期热减风熄而黑睛遗留翳障，治法改为退翳明目，方用新老翳障方（密蒙花6g，蝉蜕5g，川芎5g，川楝子6g，白菊花5g，羌活5g，白蒺藜10g，当归身10g，薄荷3g，瓜蒌仁12g，地骨皮10g，木贼10g，生石决明20～25g，生地黄15g）或四物退翳汤（生地黄15g，赤芍10g，当归尾10g，川芎5g，木贼10g，白蒺藜15g，密蒙花10g，谷精草10g，青葙子10g）等。

韦氏治疗角膜炎在辨病清、辨证准、立法明的基础上，选方适宜，用药少而精，药量轻。其所用组方多则不过10～12味，以8～10味为主，少则仅3味。看似性平轻灵，却有"洞见症结"，平淡出奇之效。花类药常用的有金银花、菊花、密蒙花、玫瑰花、佛手花等。花类药都有调理气机的作用，可使气机上升，在方剂中运用花类药，特别是与质重主沉降的药物同用，可使全方有升有降，气机宣达，还可引药力上达目窍；菊花、密蒙花又可入肝经清泄肝热，可治疗肝火上炎导致的目疾；佛手花芳香辛散，苦降温通，可醒脾开胃、快膈止呕。

学生：老师，您能概括一下角膜炎的立法选药原则吗？

老师：本人概括韦氏治疗角膜炎的"十二字"立法及处方选药原则，按病程、病情序贯治疗如下：

1. 轻可祛实。以轻宣上扬之药（即药味少而用量轻）为主治疗初发角膜炎邪盛气实之证。清·吴瑭《温病条辨·卷四·杂说·治病法论》指出，"治上焦如羽，非轻不举"。叶天士常言："无形之邪，口鼻吸入，上窍闭塞，只宜轻清宣肺"，内科多用于风寒外感的表实证，常取辛温轻宣发表的麻黄、桂枝、杏仁、甘草等品。黑睛作为目窍之前表面，其位至高，罹患外风邪毒后非轻清上扬宣散之品难以祛除邪毒，故在实邪初袭较盛，正气尚实前提下，应以祛风散邪、清热解毒为主。上病下取（脏病治腑）治法有异曲同工之妙。

2. 釜底抽薪。明·王肯堂《证治准绳·眼科》指出，"内病既成，外病已见，必须内外夹攻，点服并行"。对于急重翳障，黄庭镜特别指出，"浚其流不若塞其源，伐其枝不若斫其根，扬汤止沸，不如釜底抽薪，此为治本也"。适用于上、中二焦邪热炽盛，不得宣泄之证。临证多见面赤头痛、口干舌燥、大便干结，舌红苔黄，脉实有力或浮数有力。可属阳明实热证，通过泻下通腑法，去其邪实，其热自退。重点在于泄热，而非去实邪。

3. 扶正祛邪。病久余邪未尽，正气渐亏或已亏的病况下，多见病情反复多次或长期缠绵难愈，则应攻补兼施，扶正祛邪，用八珍退翳汤。

在选药方面，要结合眼表辨证随证选药。例如，眵多泪少者，宜选加银花、连翘、蒲公英、紫花地丁、大青叶、野菊花等以清热解毒；泪多眵少者，可选加防风、荆芥、细辛、羌活、薄荷、藁本、蔓荆子、蝉蜕、菊花等祛风止泪；便秘火盛者，重用大黄，配以玄明粉以泻火解毒；眼部疼痛者加蔓荆子祛风散热而止痛；眉棱骨痛加白芷散风燥湿、芳香通窍；目珠作痛，至夜尤甚者加夏枯草、香附以清泻肝火、解郁止痛。

学生：随着医学检查技术的不断进步，角膜炎的分类愈发细致，病毒性角膜炎是临床最常见的类型，您能讲讲病毒性角膜炎的临证思路吗？

老师：西医把角膜炎分为非感染性和感染性两类，非感染性角膜炎是未知感染源的一类角膜炎。这类广谱的眼病可导致角膜上皮损害，临床上常见的病因包括泪膜功能障碍、眼睑异常和炎症、物理性或化学性外伤、过敏、佩戴角膜接触镜、面神经疾病等，如浅层点状角膜炎、暴露性角膜炎及神经麻痹性角膜炎等。感染性包括细菌性角膜炎、病毒性角膜炎、真菌性角膜炎及原虫性角膜炎，其中最常见的是单纯疱疹病毒性角膜炎，中医选方用药基本遵循以上所述原则。病毒性角膜炎除炎症活动期要加强局部滴抗病毒眼药水和眼药膏外，我还会分期进行治疗。

早期：邪盛正未衰，祛邪为重，不可补益，以免"闭门留寇"。应散其风、清其热、消其肿，必要时泻其火。

中期：邪正缠绵相持，分清孰轻孰重，扶正祛邪兼用，正所谓"本立则清气自和，邪去而源泉随化"。

晚期：邪退正衰，扶正为主，不可滥用苦寒清热或疏风解表，否则"雪上加霜"，正伤更重，使邪乘虚而入，加剧病情，此所谓"开门揖盗"。

学生：中医眼科如何治疗眼底出血性疾病？如何处理整体辨证和眼底辨证的关系？

老师：眼底出血属中医血证的范畴，是各种眼局部疾病（主要是眼底血管性病变）和全身性疾病所导致或促发的眼内出血性疾病的总称。由于病因不同，治疗有别，预后也不尽相同。韦文贵先生治疗眼内出血性疾病常用9个中药验方，包括眼底出血四方、瘀血灌睛方、活血芩连汤、丹栀四物汤、滋阴降火汤、滋阴降火四物汤、眼底出血二方、眼底出血三方及养阴清热明目方。各方组成可查阅人民卫生出版社2018年出版的《韦氏眼科学术传承与临床实践》。现将传承心得和你们交流：

1. 治疗眼底血证要首重整体辨证定主治主方，兼顾眼底辨证论方药加减。

分析先师的9个方剂，有4个方面特长：

（1）9个处方中主要起止血功效的中药只有三七粉和槐花2味，三七粉仅出现在眼底出血二方和三方中，而槐花仅在瘀血灌睛方中应用。这表明先生见血而非直接止血，必求其证，寻其本，投其方。这是先生治疗眼底血证，主张"治病必求其本"的主导学术思想。

（2）纵览9个方剂，发现前3个方剂都以清肝火，泻心火，平肝热和凉肝血为先。清泻心、肝之火用黄芩、黄连、栀子及龙胆草，平肝热用石决明、决明子和菊花，凉心肝之血用栀子、牡丹皮和生地黄。因火热是出血的重要原因之一，"血本阴精，多由火而动，火热盛则迫血妄行"，无论肝胆火旺，心火上炎，还是肝郁化火，肝火上逆，都可导致热伤脉络血溢或血不循经溢出脉外，故此时当务之急是降其火势，凉其血热，消其热源以达血静而止。同时，该三方中还不同程度加了五味子、天冬，或重用生地黄以养阴而防阴伤血动。

（3）从第4方到第6方及第9方，该4个处方则强调在滋阴的基础上再清热凉血。阴虚可生内热，阴虚火旺亦可迫血妄行；火热复伤阴血，一旦邪盛正伤，可再致出血或循环往复，血出益甚。具体分析，我认为丹栀四物汤更适用于热邪未解，阴伤不重的患者；其他3个处方在重用清热凉血药的基础上又加强了滋阴药的应用，更适用于病程较长或病情反复、热邪仍重、阴液已伤的眼底血证患者，从而起到"壮水之主，以制阳光"的功效，达到养阴补水以制火，滋阴养血以止血的作用。

（4）第7方和第8方的共同点是方中都加了党参、白术等益气健脾类药物，意在对病程迁延、脾胃亏虚而反复出血难以控制的患者，可通过益气健脾，以固摄无形之气，防止气虚血脱。先生在其行医年代虽自制了以上验方，但眼内出血病因繁杂，病情变化多，证型转变快。故在具体应用时先生并不拘泥该9个方剂，更不限定于某证选某方。临证多据证变通方剂，加减方药。又鉴于眼底出血属内障范畴，部分患者可能全身证候不明显，特别是先生在新中国成立初期通过和浙江医学院西医眼科医师交流互访，了解到借助检眼镜等能对自古习称为"从内而蔽，外不见症"的内障延伸和扩展望诊，认识了许多以往未知的眼内疾病。

因此，先生治疗眼内血证，既遵循中医辨证论治基本原则，还根据不同病程并参考眼底检查确定治法方药，实际应用又酌情或定一证一方，原方化裁；或随证圆通，另选方剂；或分期论治。例如，在治疗视网膜静脉周围炎时，先生通常分5种证型论治。

第一，肝经郁热，久而化火，迫血上逆，邪害空窍。治以清肝泻火、凉血止血为主，活血化瘀为辅，常用瘀血灌睛方。若肝郁气滞，肝火上逆，血热妄行，则治宜疏肝解郁、清热凉血，方用丹栀逍遥散；或以凉血止血、清热降火为主，辅以活血行气，方用阿胶蒲黄散。

第二，思虑太过，心阴亏损，阴虚火动，热迫血溢。治宜凉血养血、滋阴降火，方用滋阴降火四物汤。若阴虚可生火热，火热复伤阴津，循环往来，导致反复出血，则治宜滋阴益气、活血行瘀、平肝明目，方用眼底出血三方或坠血明目饮。

第三，肾阴亏损，肝失滋养，阴虚肝旺而血热妄行，邪害空窍。治宜滋阴降火、平补肝肾，辅以凉血止血、清肝明目，方用知柏地黄汤。若肾阴不足，虚火上越，萤星满目，则治宜滋阴补肾，方用六味地黄汤加味。

第四，脾虚气弱，运化失健，血失统摄，血不循经而溢络外。治宜健脾益气、养血止血，方用柴胡参术汤或归脾汤加减。若气阴两虚，反复出血，则治宜滋阴益气、活血行瘀、平肝明目，方用眼底出血三方。

第五，瘀血灌睛，积久不化。治宜活血化瘀为主，养血滋阴为辅，适加理气、清肝、明目之品，方用血府逐瘀汤或桃红四物汤加减。若瘀血不化，反复出血，则治以滋阴平肝、活血破瘀为主，辅以益气活血，方用坠血明目饮、眼底出血二方或眼底出血三方。

当代多位名老中医对于眼底血证也多首重全身辨证，如全国名老中医王明芳教授，在临床上将最常见的视网膜静脉阻塞、年龄相关性黄斑变性及糖尿病视网膜病变分别按病审因辨证论治。她既强调"急则治其标"的治血原则，更注重不同眼底血证的全身辨治，治病求其本。细读郑燕林主编的《王明芳眼科诊疗经验集》中所用的眼底血证方药，均非以止血为重或治血的专方，这一治血的学术思想与韦文贵先生审因选方有异曲同工之妙，值得后学思考和探讨。

2. 若眼底出血急重，兼有全身证候者，也可先以眼底辨证为主，分以下3期论治。

（1）早期：时间短，眼底出血较多，色泽鲜红。症见头痛，目胀神烦，口干舌燥，舌苔微黄，脉弦数。证属肝热上冲、血热妄行。治以清肝泻火、凉血止血为主，活血化瘀为辅，适当加入清肝理气之品。方用瘀血灌睛方或阿胶蒲黄散；若肝火上逆、迫血妄行，则宜疏肝解郁、清热凉血，方用丹栀逍遥散。

若大量出血，阿胶蒲黄散中之生地黄改用鲜生地，藕节改为藕节炭，重用白茅根剂量25～30g。此外，可选加槐花、白及、墨旱莲、仙鹤草、牡丹皮、茜草、侧柏叶、地榆等凉血止血药；若肝阳亢盛，头晕目胀，烦躁易怒，可选加石决明、珍珠母、白蒺藜、磁石等平肝潜阳、清热明目药；若口咽干燥，则重用生地黄，选加玄参、石斛、知母、天花粉、玉竹等滋阴生津、清热降火药；若口干喜冷饮者，则重用生石膏。

（2）中期：眼底积血未消，继续出血，血色稍暗。症见头痛目胀，神烦，大便偏干，脉细数有力，舌红少苔。证属阴虚火旺、迫血妄行，或热迫血溢，治宜凉血养血、滋阴降火，方用滋阴降火四物汤或滋阴降火汤。若萤星满目、虚火上越，则治以滋阴降火、平补肝肾为主，辅以凉血止血、清肝明目，方用知柏地黄汤。若眼底出血色泽偏暗，反复出血未能控制，则治以活血破瘀、凉血止血为主，辅以滋阴益气，方用眼底出血三方、坠血明目饮或眼底出血二方。可选加三七、生蒲黄、丹参、牡丹皮、当归尾、赤芍、桃仁、红花、牛膝、大黄、苏木、血竭、茺蔚子、大蓟、小蓟、血余炭、茜草炭、花蕊石等活血散瘀、止血消瘀之药；若久病必虚，邪气方盛，正气已衰或虚实互见时，可选加党参、白术、黄芪益气摄血；滋阴养血则可加阿胶、当归、白芍。

（3）稳定期：眼内瘀血经久不化，色暗，出血已静止。症见头痛目胀，脉细有力，舌暗红。治宜活血破瘀、养血滋阴、理气明目，方用血府逐瘀汤或桃红四物汤加减。若心慌气短、眼胀神烦，脉细数，舌红少苔，证属气阴两虚，方用柴胡参术汤、坠血明目饮、眼底出血三方或眼底出血四方。可选加三棱、莪术破血行气、消积止痛，但三棱、莪术均属峻药，久服能伤正气，宜和党参、白术同用，攻补兼施，标本兼顾。若视网膜渗出未吸收，或有增殖改变，可选加海藻、昆布、牡蛎、夏枯草等软坚散结药。因"气为血帅""气行则血行"，故在治疗过程中，宜加理气之品。在行气药中常加木香、厚朴、砂仁、豆蔻、佛手；理气解郁常用柴胡、郁金、青皮、香附、炒枳实（或枳壳）、玫瑰花；降气药常加沉香、陈皮。若久病必虚，久药伤脾，可选加党参、白术、山药，健脾益气而扶其正。

3. 总结。从以上辨证分型治疗和分期论治来看，我认为：①先生治疗眼底血证并不限于前述9方，而是据证变通定方选药，审因论治。血热者凉血，血瘀者化瘀，血虚者养血，气虚者补气，火旺者折其火，即不直接投止血之剂而其血自止。②治疗血证虽然重视理法方药，但在主方确认后具体选用止血或活血中药方面有其特点，并在用药中贯穿其学术思想。对于早期大量出血的患者，临床证候不明显，眼底出血色泽鲜红，不主张单纯凉血止血，因"血得温则行，遇寒则凝"，服凉药太过有留瘀之弊。一般以凉血止血、滋阴清热为主，适当加入活血行瘀理气之品；或以清肝泻火、凉血止血为主，活血化瘀为辅。但是活血药不宜过多，活血太过会促进出血。在凉血止血药中，常用槐花清热凉血止血，本药适合毛细血管脆性增强或高血压性动脉硬化所致眼底出血，以及视网膜静脉周围炎的眼底出血。白及能补肺止血，适合青年人眼底出血，并认为白及煎汁内服不如研末吞服吸收好、收效快，所以无论寒热，经常用白及。滋阴清热凉血止血常用生地黄、玄参，因本病多数由于"血热妄行"或"热迫血溢"所致。血热妄行、瘀血灌睛者，经常选用三七，因三七有活血散瘀、止血定痛之功，同时三七止血而无留瘀之弊，对大量出血和反复出血的患者均适宜，可研粉每日吞服或冲服2次，3g以上最好装胶囊内吞服。③止血药中各种炭类，适合早期大量出血的患者或反复出血不能控制的患者，但药味不宜过多，亦不宜久服，因炭药性燥，久服大量炭药易生燥伤阴化火，引起反复出血。同时强调"善理血者调其气"，本病气滞与血瘀常同时存在，治疗上除活血破瘀外，同时要行气化滞，故应适当加理气之品。气理则郁解，气行则血行。眼底出血二方和眼底出血三方均有炒火麻仁，本药润肠通便，对于邪气方盛、正气已衰、肠燥津枯之患者较为适宜。眼底出血原因很多，概括地说，是"血逆气上"，如腑气不畅，能加重出血，火麻仁能使腑气通畅，又无滑泄之弊。腑气通畅，则百脉和顺，有助于凉血止血，火麻仁泻下之功逊于硝黄，但润肠之效又非硝黄所能及，故脾虚便溏者忌用，这是上病下治在眼科的灵活运用。

本病以年轻人多发，患者往往思想顾虑较重。"思则气结""怒则气上"，故宜细心护理，注意调养，防止复发。

学生：老师，韦老有很多治疗眼底血证的病例，您能再结合病例给我们介绍一下血证的治疗经验吗？

老师：好啊。患者邢某，男，38岁，门诊号为57455。初诊日期为1963年5月6日，主要因为"双眼前蝇蝶状黑影飘浮已2年多，伴有左眼视力下降"来诊。

病史资料如下：1960年3月双眼出现很多黑影，如蝇如蝶，仰视则下、俯视则上，即去北京某医院求治，诊断为双眼视网膜静脉周围炎，双眼玻璃体出血，治疗后好转。1961年又反复出血3次，1963年4月第5次出血，左眼视力很差，因经常出血未能控制，遂请中医治疗。

眼部检查：右眼视力1.2，近视力耶格表1；左眼视力0.07，近视力耶格表7。右眼玻璃体轻度浑浊，视盘色正，边缘清晰，颞侧静脉迂曲，粗细不匀呈串珠状，自后极部至赤道部上下均有大片灰白色机化物，静脉分支有白鞘伴随，黄斑中心窝反射未见。左眼玻璃体呈大片云絮状浑浊，屈光间质模糊不清，呈红色反光，隐约可见静脉怒张、迂曲，且伴有白鞘，颞侧有大片出血，伴有大片灰白色机化物，其余部分看不清。

初诊：脉象细稍迟，舌质淡胖，边有齿痕。诊断为双眼云雾移睛。辨证属气阴两虚，肝肾不足，气虚血瘀。治法为滋阴益气，活血行瘀，平肝明目。

方药选用眼底出血三方，并加黑芝麻12g、桑叶10g、槐花10g，14剂。

二诊：6月3日。服药后视力有所提升，黑影减少，近日尿黄。脉弦细而数，舌苔厚腻。证属湿热内蕴。

眼部检查：右眼视力1.5，近视力耶格表1；左眼视力0.6^{+3}，近视力耶格表3^{-1}。治疗仍守前法，选加清热利湿之品。

方药为原方加六一散3g（包煎），7剂。

末诊：8月2日。服上方3剂后小便已清。7剂后眼前黑影进一步减少，视力继续提升。脉细稍数，舌质淡赤，苔薄腻。

眼部检查：右眼视力1.5，近视力耶格表1；左眼视力0.8，近视力耶格表3。右眼玻璃体轻度浑浊，视盘色正，颞侧静脉稍充盈，静脉分枝白鞘已消失，黄斑中心窝反射已可见。左眼玻璃体絮状浑浊，静脉稍充盈，出血已全部吸收，颞侧有大片机化物，黄斑部可见大片灰白色机化物和黄白色硬性渗出，中心窝反射隐约可见。

病情稳定，出血已消，再服原方7剂以巩固疗效。此后患者未再复诊。

本例是先生20世纪60年代治疗的病例，当时眼科界尚缺乏眼底荧光造影及激光等现代诊疗设备，因此对视网膜静脉周围炎的眼底微血管病变和病理发展过程缺乏深入认识。该例患者经中药治疗后好转，又反复出血5次，推测与眼底新生血管导致反复出血并增殖瘢痕化有关。尽管治疗后眼底出血吸收，视力明显改善，但病程仅随访3年，遗憾的是没有更远期的资料。

我在1985年7月曾治疗一例53岁的男性，为某钢铁公司领导。该患者右眼底颞下支视网膜静脉阻塞伴黄斑部水肿已2个月，视力仅0.2。经用中药连续治疗2.5个月，又间断用药3个月后，右眼视力提高到0.8，眼底出血仅残留颞下周边稀疏斑点。患者对此非常满意，医者亦感欣慰，认为治疗可以结束。此后患者因工作繁忙，一直没有前来随访。1987年10月某天，患者突然来诊，自述右眼突然失明，检查发现右眼视力仅光感，眼底无红光反射，诊断右眼玻璃体出血，再用中药治疗连续3个月无效。现在认识到，这可能是静脉阻塞久导致阻塞区无灌注区产生新生血管生长因子，进而形成新生血管并出血。

所幸当前许多中医院眼科早已引进了各种先进的检查仪器及新的治疗技术（包括眼底荧光造影、激光、光动力治疗、眼内抗VEGF药物注射及玻璃体切割术等），采用中西医结合，优势互补的疗法，可使各种眼底出血在早期就得到有效控制，明显改善视力，消除后患。

学生： 逍遥散是眼科常用的一个方剂，您能讲一下逍遥散的来龙去脉吗？

老师： 逍遥散是宋代《太平惠民和剂局方》中的一个常用名方，由柴胡、当归、白芍、茯苓、白术、炙甘草等6味中药组成，在服用时再加入煨姜1块，薄荷少许同煎。从方药组成可以推断，该方明显受到了汉代张仲景《伤寒论》中的四逆散（柴胡、枳实、芍药、炙甘草）与《金匮要略方论》中的当归芍药散（当归、芍药、川芎、白术、茯苓、泽泻）两个经方的影响。前者立法疏肝理气，透邪解热，主治肝气郁滞，阳气郁闭，不得疏泄，不达四肢的少阴病四逆之证；后者专治妇女孕后，腹中拘急，缠绵作痛。逍遥散则重在治疗肝郁血虚所致妇人的诸多疾病。方中柴胡疏肝解郁、透解郁热，为主药；当归、白芍养血柔肝，与柴胡合用，补肝体而助肝用，同为辅药；白术、茯苓健脾益气，实土抑木，使运化有权，气血有源，薄荷助柴胡疏散郁热，煨姜降逆温胃以助脾运，均为佐药；炙甘草益气和中，调和诸药，为使药。全方以疏解肝郁为先导，肝脾并治，气血兼顾，以疏助补，实属调和肝脾之名方。由于该方有"消其气郁，摇其血郁，而无伤乎正气之妙"，对于肝郁诸证颇有效验，后世医家将其广泛应用于内、妇、眼、传染等多种病证，并衍化出许多有效良方。明代薛氏《内科摘要》在逍遥散基础上加牡丹皮、栀子各1钱，即加味逍遥散或丹栀逍遥散共8味药，该方中并无煨姜和薄荷。因肝郁能化火，血虚可生热。故此方适宜肝郁血虚，化火生热之证。

学生： 目病多郁，逍遥散在眼科应该也大有作为吧？

老师： 明代王肯堂、张景岳分别在《证治准绳》《景岳全书》中谈及本方可治疗目疾。查阅曹建辉等人1992年编著的《证治准绳·眼目集》，其中有关重新辑注的眼科内容谈到加味逍遥散时，在注解中特别提出原书本证无方，因此将明末著名眼科医生傅仁宇所撰《审视瑶函》中抄录于《内科摘要》的加味逍遥散再转载其内，而在《审视瑶函·暴盲症》中，傅氏详解了暴盲的病因病机，提出了以逍遥散去生姜、薄荷，加上炒栀子、牡丹皮组成的加味逍遥饮，专门用于治疗因怒气伤肝及脾虚血少所导致的目暗不明、头目涩痛以及妇女经水不调等症状。并指出，"此方名曰逍遥，亦是疏散之意。柴胡能升，所以达其逆也。芍药能收，所以损其过也。丹、栀能泻，所以伐其实也。木盛则土衰，白术、甘草扶其所不胜也。肝伤则血病，当归所以养其血也。木实则火燥，茯神所以宁其心也"。该书还首次记载了柴胡参术汤，即八珍汤去茯苓，加上柴胡、青皮，专门用于治疗怒伤元阴元阳所致血虚气虚的暴盲。比较这两个方剂，前者主要以疏肝泄实为主，健脾养血为辅，适用于病程尚短且实重虚轻的暴盲；后者以补益气血为要，特加柴胡、青皮以疏肝破气，解痼疾久郁，使补药直达病所。两方各得益彰，成为后来治疗青盲、暴盲的常选方剂。清代黄庭镜在《目经大成·和阵》中记载了用逍遥散加牡丹皮、栀子仁，即加味逍遥散，可治怒气伤肝，血郁目暗。他指出"薛氏以治上症，诚有卓见"，并进言道，赵养葵将方中屈曲下行的栀子改为萸酒炒黄连，以清心凉肝；又复增橘皮，取其辛燥之气，引黄连入目，肝目平则心火亦因而息，且火不刑金，而金能制木，又得左金之意，持以治郁，其制方法度较薛氏颇具匠心。但在最后特别提出："愚常以羚角、犀角磨水调是散，效尤速。乃更今名"，即定名羚犀逍遥散。黄氏在书中还列举了一例患者外感后暴发凝脂翳（细菌性角膜炎），先后采用辛凉的祛风散热药、补益的四物及六味地黄汤均无效，反而导致翳满失明。因为患者有烦躁不安，遂以大承气下三黄丸5钱，继则以八正散、逍遥丸以退云，最终痊愈。故其强调"震廓凝脂，逍遥直解其郁。"说明对于重症外障目疾伴有肝气不舒者，开郁理气同样不可忽视。

清代刘松岩针对当时受金元时期张子和"目不因火则不病"学说影响较深，眼科医生常滥用寒凉药物的弊端，在《目科捷径》中明确提出："若内障，必须温散加以补剂。"他首先在书中列出了加味回阳逍遥散，即在逍遥散的基础上加入了温热药物附子、吴茱萸，并认为"一切虚寒，皆宜服"。这种方剂被用来治疗"羞明伏地""瘀后目久不睁，眵多泪如脓"等眼疾，亦有独到之解。清代顾锡在其著作《银海指南》中提及逍遥散和加味逍遥散治疗目疾，并将《医略六书·女科摘要》中的黑逍遥散（逍遥散加大熟地黄）载入其内，但仅提及黑逍遥散治肝肾阴虚之证。现代许济群主编《方剂学》（1989 年版）特别指出黑逍遥散"治逍遥散证而血虚较甚者。若血虚而生内热者，加生地黄，血虚者，加熟地黄"。可供临床参考。清末刘耀先在《眼科金镜·暴盲症》中记载的加味逍遥饮，其主治方解几乎全文抄录自《审视瑶函》，并无新意。

综前所述，名方逍遥散渊源于汉代，成方于宋代，充实于明、清两代。而明、清两代正是中医眼科发展的鼎盛时期。

学生： 韦文贵先生有一个经验方，叫韦氏逍遥散验方，这个方子是脱胎于逍遥散吗？

老师： 韦氏逍遥散验方，简称逍遥散验方或验方逍遥汤，是韦文贵先生所创的方剂。该方是在加味逍遥散的基础上，加入了甘菊花以疏风清热，辅助牡丹皮、栀子清热除烦、透泄余热、驱散外邪，同时加入了枸杞子以养血益精明目。以上诸药在疏肝理气、养血益气的基础上，再加石菖蒲芳香开窍，功启气机，以助柴胡解肝郁，开玄府，使药力直达病所。韦老认为，脏腑之中，与目窍关系最密切的是肝，"目者，肝之官也"。肝主疏泄，喜条达而恶抑郁；肝藏血，目受血而能视。肝在气机舒畅条达时，才能使肝血上荣于目，若肝失条达，肝血不能荣养目窍，必致两目视力失常。另外，气机紊乱，气血不调或气虚常常导致肝脏功能失常，以致清阳不升，清窍失养，继而造成双目失明或视物模糊。

《素问·生气通天论》曰："阳气者，烦劳则张，精绝，辟积于夏，使人煎厥。目盲不可以视，耳闭不可以听。"《灵枢·决气》亦曰："气脱者，目不明。"《医学纲目》又言："益目主气，血盛则玄府得通行，出入升降而明，虚则玄府不能出入升降而昏。"故韦文贵先生认为，视物不清的内眼疾患，病机与五脏失和、肝气郁结、气血不调、血虚气弱、清阳不升等多种因素有关。温热病之后，伤阴耗气，五脏之真受戕，肝失疏泄，气血功能紊乱，玄府郁闭，目失所养，乃致双目失明。七情郁结，肝气不疏而失条达疏泄，清阳不升，肝血不养，同样也均可导致双目失明或视瞻昏渺。总之，从物质基础方面看，主要是气血不足，清阳不升不能养目；从功能表现方面看，主要是肝郁而导致气血逆乱，造成玄府郁闭，双目失明。因此，治疗必须抓住解肝郁、开玄府、调补气血、升清益阳这几个环节。逍遥散验方的制方意图也正是基于这几个目的。

前辈韦玉英老师继承前贤，根据同病异治、异病同治原则，曾将该方应用于多种目系疾病。以该方为基础化裁，用于外感热病后或七情内伤，肝失条达所致的青盲和暴盲症等（包括西医学的视神经炎、视神经萎缩、皮质盲等），经临床验证，疗效较好。例如，明目逍遥汤（加味逍遥散加甘菊花）治疗血虚肝郁型儿童视神经萎缩 70 例 136 只眼，平均治疗 87 天，结果显示近期疗效 92%，远期疗效 90%。我曾用逍遥散验方化裁治疗 5 例内伤七情诱发的视神经病变，均取得满意疗效。皮质盲是小儿热病造成大脑枕叶皮质层损害后的双眼失明，韦玉英用明目逍遥汤治疗 13 例小儿皮质盲，年龄自 5 个月到 5 岁，显效率达到 92.3%（北京中医学院学报，1993 年 5 期）。1985 年和 1990 年，由韦玉英主持的"明目逍遥汤治疗血虚肝郁型儿童视神经萎缩的临床研究"及广安门医院依据此方所制的"明目逍遥冲剂"先后获得卫生部科技成果甲等奖和中国文化博览会金奖。

学生：您的经验方青盲一号方，是在逍遥散验方基础上的创新吗？

老师：随着现代卫生条件、生活环境的改善及疾病诊断技术的提高，流行病学特点和疾病谱与以前不同。以往感染性病因导致的暴盲或青盲相对减少，而因自身免疫性炎性脱髓鞘疾病、颅内占位病灶压迫、缺血或遗传因素所致的视神经病变有所增多。而且，大多数患者已在不同的医院治疗过，多属病程迁延或反复、累年积月的痼疾顽症。因此，我们对逍遥散验方在主证用药不变的基础上，减去了味苦，性寒，清热凉血的栀子等药物，加强了药性平缓的益气健脾、补肾开窍药，如党参、女贞子等。由于用药患者多有不同程度情绪郁滞，加上缓补中药常需要久服，故加入了药性和缓，微寒，主入脾胃之经的枳壳，与柴胡相配有助升降气机，理气除痞。该青盲一号方更趋药性平和，适宜久服而缓图其效。临床数年应用，无论儿童（药物减量）和成人都易接受。该方经我们团队从基础实验研究结合临床随机双盲对照研究，证实对于肝郁血虚，肾阴渐亏的各种不同病因青盲有较好疗效，并已获得国家专利。

学生：老年眼病患者需进补参、茸、虫草类补品吗？

老师：中医既有"虚则补之"的说法，又有"虚不受补"之言。医者多明其理，但病家及老百姓常困惑其言。《素问·阴阳应象大论》里说："年四十，而阴气自半也，起居衰矣；年五十，体重，耳目不聪明矣；年六十，阴痿，气大衰，九窍不利，下虚上实，涕泣俱出矣。"这是概论随年龄增长而体质渐虚的自然规律。但现代社会生活水平明显提高，饮食结构丰富多样，大多数老年人健康长寿。那么，具体到年过六十的老年眼病者是否需要吃些补品呢？应该如何选择补药呢？实际上，身体不虚的人是不需要依靠补药来强壮身体的，否则不但无益，反而可能有害。因为无论是单味补品或补益方剂，都是为体虚者而设的，故中医历来强调"虚则补之"。但"虚"仅是个笼统概念，体虚者可分气虚、血虚、气血两虚、阴虚、阳虚、阴阳两虚，而气、血、阴、阳又均由脏腑所主，所以在补益时必须考虑脏腑之间的内在联系及心、肝、脾、肺、肾何脏为虚。此外，补药的应用还跟季节有关，如中医主张"春夏养阳，秋冬养阴"等。当然，这些复杂的辨证论补法要由专业中医师去完成。在此要提示大家的是，对服用补药要有一个清醒的认识，若有非中医专业的亲朋好友的好心推荐应先咨询您的主治医师，特别是网络媒体的某些宣传，更不要盲目跟风或人云亦云。比如，您的身体属阴虚，可适当服用滋阴的保健品，但阴虚又分肺阴虚、心阴虚、肾阴虚、胃阴虚等多种情况。若咳嗽痰少，口燥咽干，午后潮热，就应该服用滋补肺阴的保健品；若年老体弱，眩晕耳鸣，烦热失眠，腰膝酸痛，就应该服用滋补肾阴的保健品。

学生：人参是最常提及的补品，但人参种类繁多，您能介绍一下吗？

老师：人参在《神农本草经》中记载能"补五脏，安精神，定魂魄，止惊悸，除邪气，明目，开心益智"。人参虽然品种繁多，形态各异，但主要分为野生和栽培两大类，野生者称野山参或山参，香气浓厚，药效力大，价格昂贵；人工培育的称园参或秧参，另有介于两者间的移山参，是把幼小野山参移植于田间人工培育生成。根据加工炮制方法不同，园参经晒干或烘干的称生晒参；山参经晒干的称生晒山参；园参经水烫、浸糖后干燥，称白糖参；蒸熟后晒干或烘干则称红参。另有产于美国、加拿大等地的西洋参，又名花旗参。我国华北等地也有栽培，如吉林参或朝鲜人参（又称别直参、高丽参）以及日本栽培的东阳参（分白参和红参两种）等。以上这些人参都有补虚扶弱的作用，但其功效各有偏重。人参的主根（即参体）补益作用最强，其参须、参花、参叶也有类似的功效，惟力量较弱。还有以人参为主的参片、参膏、参精、参浆、参胶囊、参液和参茶等，服用方便，更适合现代快节奏的生活，可供选用。总的来说，红参药性偏温，多用于气虚兼有肢冷、畏寒的阳虚者；白参性味甘、平，微苦稍寒，可用于气虚兼有热象和阴津不足者，如口渴少痰、年老便秘等；无论红参或白参，有热证、实证而正气不虚者应忌用。西洋参味苦、微甘、性寒，具有补肺气、养肺阴、降虚火、生津液的功效；但本品能伤阳助湿，故中阳衰弱，胃有寒湿者忌用本品。高丽参温补之力较强，功同红参。

学生：眼病患者用人参进补有什么注意事项吗?

老师：眼病患者用人参应注意以下几点：①要遵循"虚则补之"的原则，切不可自认为人参无毒或毒性极小，而不加选择地服用，导致出现"上火""出鼻血"现象，或兴奋、失眠、高血压、欣快感等过补"人参综合征"。因为眼科疾病不像内科系统性全身病，有的老年患者常仅有视功能异常，尤其是儿童或青壮年患者，可能全身无任何虚弱证候，无须另服人参类补品。②患者若有感冒发热，食欲不佳，头昏、烦躁、大便干、小便黄等身体实火旺盛者，最好暂不用人参。③若患者年老体弱、精亏血虚，或病久气血两虚，可根据不同虚证选用人参，但要防止"虚不受补"，可先"投石问路"，用小剂量参品服用，再逐渐增量，取其缓慢收效。④眼部手术后炎症反应重，局部充血明显的，暂不用人参补品。⑤无论哪种青光眼，眼压控制不良的应避免用人参。⑥在补参制品期间，不宜喝茶及喝绿豆汤、慎吃萝卜及服用含有莱菔子、谷芽、麦芽类的中药，以免削弱补药的功效。⑦我国民俗进补习惯，可选用不同人参或再加用黄芪、当归等中药泡酒（肝肾功能不良者慎用）、炖肉、炖鸡等。但您是否需要进补人参及适用何种补法，最好先咨询懂中医的眼科医生。

学生：鹿茸和冬虫夏草也是经常提到的补品，您能介绍一下吗？

老师：鹿茸是"血肉有情之品"，该药味甘带咸，性温，归肝、肾经。具有生精补血、助肾阳、强筋骨的功效，可用于眼病患者兼有阳虚精亏，畏寒肢冷，阳痿早泄者；或妇女兼有小腹虚寒，带脉不固，带下过多者。《本草纲目》记载其"治一切虚损、耳聋、目暗、眩晕、虚痢"。鹿茸骨化后又可分鹿角、鹿角胶、鹿角霜。商品鹿茸多为鹿茸片，按照切片部位不同，又分为血片、粉片、沙片、骨片。近顶处切下的叫血片，功效最好，价格也最贵。骨片最接近骨端，质量及药性也最差。鹿茸甘温，通常不宜单独进补，多在中药配方中加用或入丸散膏方。补益鹿茸时应注意以下几点：①服用宜从小量开始，切勿骤用大量，以免阳升风动，出现头晕目赤或伤阴动血等症状。②凡阴虚阳亢、血分有热、胃火盛或外感热病者忌服本品。③对高血压、肝病患者应慎用鹿茸。

冬虫夏草为冬虫夏草菌在冬天侵入蝙蝠科幼虫体内，把虫体变成充满菌丝的僵虫，而春天又从幼虫头部长出子座而成。因其为虫与草的结合体，故名冬虫夏草。该品甘温平补，不燥不峻，以补肺阴、益肾阳为主；阴阳并举，精气同助，故常用于治疗虚损劳伤。但其药力缓和，需久服方能见效；且因主产于青海、西藏、云南、四川等西南地区，药源稀少，药价昂贵。当前完全可用相应药效的中药代而用之。老年眼病患者即使有相应虚证，也没有必要非用本品补食。总之，老年人有了眼病应当以治病为主，若确需服些补药，应在中医师的指导下选择为宜，不应滥用。

学生：中医"治未病"如何体现在眼科领域？

老师：早在内经《素问·四气调神大论》中就有"圣人不治已病治未病"及"上工治未病"（《灵枢·逆顺》）之言。孙思邈在《千金要方·卷二十七》中则具体提出："上医医未病之病，中医医欲起之病，下医医已病之病"。这些源于2000多年前的健康养生防病理念至今仍是促进人类健康的崇高目标，具有利民利国的实际价值，值得医学界各分支专业传承和弘扬。作为眼科专业，我在近50年医疗实践中深刻体会到防病远重于治病。我结合中医"治未病"的3个层面，即未病先防，防微杜渐和既病防变，从眼科角度分别谈谈：

1. 未病先防。眼病，从眼表到眼内，包括眼附属器疾病，许多是可以做到未病先防的。部分感染性眼病，如急性结膜炎（包括细菌性和流行性出血性结膜炎）、睑缘炎、泪囊炎等，只要注意眼部卫生，避免时邪及早期预防，是可以做到不发病的。正如当前国际上仍严重的新冠病毒感染疫情，我国民众防护意识明显强于国外，疫情控制也是全球做得最好的。当然，也有部分眼病如先天性或遗传性眼病、自身免疫性眼病以及可能损害视功能的颅内、眶内肿瘤等，迄今仍难以做到未病先防。但加强优生优育，充分利用现代新的诊断技术早期发现隐匿中的眼病，有望提前防范和明显减少这些眼病的发生率。

2. 防微杜渐和既病防变。《金匮要略》所言："夫治未病者，见肝之病，知肝传脾，当先实脾……"该段文字是我国古代医家对疾病防治的深刻见解，他们强调要掌握病情的变化规律，预见未来可能出现的证候加重及合并症，从而做到防微杜渐。在现代医学中，这一理念对于许多眼病的防治，尤其是对阻止眼底血管疾病、视神经疾病及青光眼的病情进展、转变和加重而言，具有极高的临床价值。

以高血压和糖尿病为例，我国高血压患病率从1958年的5.11%，约3000万人，增长到2018年的28.5%，约2.9亿人，再到2021年统计的3.5亿人。同时，我国成人糖尿病患病率在2020年之前已达到12.8%，糖尿病前期比例35.2%，糖尿病患者总人数1.3亿，其中有15年以上病史的糖尿病患者中约60%都会出现眼底血管的损伤。这些数据令人触目惊心，也再次印证了防微杜渐的重要性。

不久前发表在《柳叶刀·老龄健康》上的一项联合研究指出，目前有16项眼健康挑战摆在人们面前，包括6项眼病防治问题。

据统计，糖尿病、高血压、高血脂、肿瘤、心血管病、脑血管病等慢性疾病，不仅100%损害脑部健康，70%还会对眼睛造成损害。值得警惕的是，这些慢性疾病在老年人群中明显增多，且发病年龄趋于低龄化，对全球健康构成了重大挑战。

　　每当看到中青年患者因糖尿病或高血压导致的眼底出血而视力严重下降甚至失明时，都让人深感痛心。另外，青光眼作为全球双眼不可逆失明原因中的前 3 位，早期发现并及时治疗与在视力、视野已明显损害的晚期才确诊治疗相比，其预后效果有着"天壤之别"，这正是防微杜渐的重要性所在。而科学、规律、持之以恒的有氧代谢运动，乐观、进取、心胸开阔的情绪控制，合理健康的膳食结构，以及杜绝吸烟、酗酒等不良嗜好，能有效干预和减少糖尿病、高血压等慢性病的发生；对于已发病者，这些措施则能明显降低并发心、脑、眼等严重病变的风险率，辅助疾病康复，这也是既病防变的具体体现。总之，2000 年前中医"治未病"的前瞻性理念至今仍铿锵有力地警示和指导着普罗大众的疾病防控方向。当然，从医生的角度出发，无论是从事中医还是西医眼科，一是要积极主动地常态化宣传健康科普知识；二是要定期安排必要的眼部健康筛查，尤其是针对高危人群的筛查和目标管理，以便"关口前移"，更早地发现眼病的"蛛丝马迹"。

第十章　眼科与经方

学生：我在阅读人民卫生出版社近年出版的《韦氏眼科学术传承与临床实践》中发现，书中收录的韦文贵先生的经验方有 57 个，另有许多常用方来自古代不同名家的时方或经方，尤其是近些年，经方在各科临床中的应用日益受到关注和重视，您能大致解读一下中医验方、时方和经方的区别吗？

老师：你提的这个问题涉及内容广泛，但说明你在阅读中仔细思考了。

所谓验方，顾名思义就是经验之方，是指通过多年的临床实践，证明对某个病症或某类证型有效，且组方相对固定的药方。验方并非医家公认的经典方或古代医书上的流传方，而是不同专业医师长期临证中探索并自行拟定的方药。临床各科各位医家，尤其是名老中医都有自己约定俗成惯用的验方，如眼科名老中医韦文贵，一生中自制了 57 个验方，曾治疗多种眼病并获得良效。其自创的"眼珠灌脓方"，曾帮助许多濒临失明的重症角膜溃疡患者保留了一定的视力。早在 1955 年 11 月 2 日的《杭州日报》上即有报道："中医师韦文贵的家传秘方'眼珠灌脓方'（内服药方）和'珠黄散'（外用点眼药），对治疗此症不仅费用省，而且简便有效"。此后，这些方剂又先后被《中华眼科杂志》及多部西医或中医眼科著作转载介绍。这些验方均是行医者根据多年的临床经验自创研制的。各家自制的验方通常擅长治疗某种疾病或主要针对某类证型取效，临证时不应"师心自用"，以意取方。

我临证时，有时会遇到某些疑难或重症眼病者，他们多方求医无效，久病乱投医，拿着某个名医的中医处方，或亲朋好友推荐的"民间验方"或"秘方"，来咨询是否可治好自己的眼病。这类方剂多属四五十味药的大复方，且常有贵重中药如穿山甲、山茱萸、川贝母等，且开方医生大多是非眼科专业中医师。对这类处方，尤其是大处方，是否含有商业利益，或是不了解具体病情的以误传误的"人情方"，在此我不妄加评论，但至少可以说，这是非专业盲目开方，分析组方更无合理方解可言。我从行医近50年的专业角度及职业道德出发，为避免患者造成"雪上加霜"的病况和经济上的双重伤害，我都会耐心疏导后劝阻他们不要随意使用这类方药。毕竟，眼病的专科特色鲜明，许多内眼疾病若不借助现代光学仪器辨病审因，笼统地按内障为患治疗，既难以取效，更有可能误诊、漏诊，延误治疗，加重病情，甚至导致失明。如自古中医所称"暴盲"，即"倏然盲而不见"，是内障为患，感叹内障从内而蔽，外不见症，难以治疗。因此，即使是某个名医的验方，也要四诊合参，辨病辨证选用。

时方特指汉代张仲景以后，以唐宋或金元时期医家创制使用的方剂为主。时方以脏腑辨证为主，以灵活用药组方为先。经方和时方的区别，除起源年代不同外，主要在于经方记载了11部古籍中的方剂，方剂组药精简但配伍严谨（见前述）；而时方则在经方基础上有很大发展，补充和完善了前人未备而又有临床疗效的方剂，丰富了方剂学内容，时方侧重变通，组方用药的灵活化裁更多，在此不再赘述。

再谈经方，据《辞海》记载："经方，中医学名词，为古代方书的统称。后世将汉代张仲景的《伤寒论》《金匮要略》等书中的方剂称为经方，与宋元以后的时方相对而言。"伤寒的原名称为《伤寒杂病论》，在后续的整理过程中，它被分为《伤寒论》和《金匮要略》两部分，前者主要讲述外感和六经的辨证方法，后者则侧重于杂病的论述。

在宋代以前，经方通常指的是经验之方，例如，六朝诸家的经验方、经方十一家以及唐代的《肘后方》《外台秘要》等所收录的处方。宋代以后，人们开始将汉代张仲景的《伤寒论》所载的113方及《金匮要略》所载的262方统称为经方。当前学术界普遍认为，经方起源于东汉末年。

正如郝万山教授所指出的，在《伤寒论》成书之前，就已存在"医经"和"经方"这两大医学体系的著作。据班固的《汉书·艺文志》记载，东汉以前的医学著作有医经 7 家，经方 11 家，其中包括《黄帝内经》和《汤液经》等。晋代的皇甫谧《针灸甲乙经·序》中提到："伊尹以亚圣之才，撰用《神农本草》以为《汤液》……仲景《伤寒论》广伊尹《汤液》为十数卷，用之多验。"这说明《伤寒论》继承了古《汤液经》的内容。从文献记载、载药特点及用药依据等方面来看，《伤寒论》与《神农本草经》确实是一脉相承的。例如，仅从数量上统计，这两部书所记载的中药中，《伤寒论》的 87味药中有 76 味载于《神农本草经》；而仲景所使用的 174 味中药中，有 136味载于《神农本草经》，占全部药物的 78%。

因此，著名伤寒大家刘渡舟先生认为"仲景本伊尹之法，伊尹本神农之经""张仲景乃是神农学派的传人"，这一观点指出了学派源流的差别。而胡希恕的著名经方传人冯世纶则概括为："《神农本草经》标志了经方的起源，《汤液经法》标志了经方理论的发展，《伤寒杂病论》则标志了经方理论体系的长成。"

学生：我对验方、时方及经方有了大概的了解，但中医眼科日常临证好像用时方更普遍，您能谈谈经方的特点及在眼科如何运用吗？

老师：我对经方的了解较浅浮，临床应用经验也不足，但教学互长，你的问题促使我近期认真阅读了数篇相关经方运用的论文及几位经方学者的著作，获益匪浅。以下将个人学习体会和你们共同交流。

1. 经方的特点和基本应用原则。经方的共同特点是用药精少（许多处方仅 2～3 味药），针对性强，组方严谨，药专力峻，加减有度，化裁灵活。同时，重视用量、用法和服法，但前提是必须辨证准确，有是病，用是方，正如刘渡舟先生提出的抓主证，用主方是使用经方的重要思维方法。那么经方是否就局限于《伤寒论》等仲景所论处方呢？著名经方学家冯世纶、黄煌等人的学术观点是：凡提经方，不仅只指《伤寒论》等书中的方剂。经方是经典方的简称，也是历代相传公认有效的经验方的简称，经方不仅仅是方，经方是经方医学的略称，是一种思维方式。在黄煌编著的《黄煌经方使用手册，2020 年第 4 版》中，除主要收集的处方以《伤寒论》《金匮要略》的经典方为主外，对少数后世记载的配伍严谨、疗效确切、沿用日久，且自己常用的某些经验方也一并收录其中，如温胆汤（出自《三因极一病证方论》）、六君子汤（出自《医学正传》）等。冯世纶指出，经方不仅是数百首经验效方，更是一个相对成熟的独立且完善的理论体系，这一体系的核心理论集中反映的是在六经八纲思想指导下的方证相应学说，其有效指导了经方临证实践。即凡提经方，不仅是处方用药，还指医学体系。什么是方证呢？黄煌认为是"安全有效使用此方的证据……期间一方一证关系的建立，历经千万人的亲身试验，来之不易，必须有敬畏之心"。正如张仲景所言："观其脉证，知犯何逆，随证治之。"方有证，是经方的最大特点，方证同条，是仲景原文的重要特征。所以，学习经方绝非仅因组方简单就能掌握，经方家多提倡经方要尽量用原方，有的初学者却误认为只要背几十首原方就可以随意临床应用。请务必牢记，学用经方除反复研读仲景著作原文外，还要加强临床实践；尤其要方证同读，临证辨六经，析八纲，再辨方证而施治，这才是经方辨证施治的实质。正如著名中医学家任应秋曾指出的，《伤寒论》《金匮要略》之所以可贵，是因为张仲景提倡"辨证论治"的学术思想。

2. 经方在古代眼科的应用。《伤寒杂病论》中有 70 多条描述涉及眼部的症状或体征，记载眼病 40 多种。症状方面有眼中生花、目运恶寒、目眩、直视不能眴、发烦目瞑、目不得闭、目泣自出、目疼鼻干、目合则汗、合目欲眠、皮目眴眴而短气等；体征有目鲜泽、目青面黑、目正圆、一身及目悉黄、目赤如鸠眼、目如脱状及目下有卧蚕等。尤其对某个体征从程度轻重及伴随症状不同，不仅描述细致到位，且有不同病机解读。如目赤、目脉赤、目赤脉多、面赤目赤、目赤如鸠眼等。目赤为邪犯少阳，肝胆之火上炎所致；而寒邪郁闭肌表，导致邪热炽盛则引发目赤脉多。

《伤寒论》中涉及眼部症状并同时附有方剂的条文共有 5 条 4 个处方，包括大承气汤、小柴胡汤、麻黄汤和烧裈散，如"伤寒六七日，目中不了了，睛不和……急下之，宜大承气汤""太阳病，脉浮紧……其人发烦目瞑，剧者必衄，衄乃解……属麻黄汤证"。

《金匮要略》中记载眼部症状同时附有方剂的条文有 7 条 7 方，特别是对狐惑病的描述和现代医学的白塞综合征（口、眼、生殖器综合征）颇为类似，如"狐惑之为病，状如伤寒……蚀于喉为惑，蚀于阴为狐……蚀于上部（指喉部）则声喝，甘草泻心汤主之"；"蚀于下部（指前阴）则咽干，苦参汤洗之"。对"初得之三四日，目赤如鸠眼；七八日，目四眦黑"。前者是因血中之热，随肝经上注于目，为蓄热不去，即将成痈脓的征象；后者意指瘀血内积，脓已成熟。可用赤小豆当归散治疗，赤小豆渗湿清热，排脓解毒，当归活血而祛瘀生新。

该段论述充分体现了仲景临证必细观脉证，随证定方和方随证变的经方运用原则，且组方用药精少，内服外洗变通治疗，为后世眼科选用经方治疗眼病展示了经典的案例。

从中医眼科独立发展时期（宋代至元代）到兴旺时期（明代至清代的鸦片战争前），无论是中医方书、全书，如《太平圣惠方》《圣济总录》《世医得效方》等中论及眼科的篇章；还是《秘传眼科龙木论》《银海精微》《原机启微》《审视瑶函》《眼科集成》及《眼科金镜》等历代眼科古著中，均有或多或少转载经方或论及经方的记载。

值得一提的是，清代黄庭镜的《目经大成》对仲景学说颇为赞赏并研究深入，该书中记载和运用了大量经方治疗眼疾，在其眼科方剂八阵中，引录了许多仲景验方，并对所载经方进行了深入阐述，其直言："仲景为经方宗匠，良有特识"。例如，在"寒阵"中所选《伤寒论》的竹叶石膏汤（竹叶、石膏、人参、麦冬、半夏、甘草、粳米）治疗伤寒瘥后，虚羸少气，气逆欲吐，目病骤作，对土疡睑肿或目暴赤肿亦可合前药增易一二。又如在"攻阵"中对瘀血贯睛选用《金匮要略》抵当汤（水蛭、虻虫、制大黄、桃仁）时指出："蓄血内实，热上攻眼，急治其标，非此汤不能抵当。"

临证中黄氏对经方运用很广泛，如在八十一证内的"天行气运一"中，对目赤痛，怕热羞明，涕泪交流，或睑肿头痛，恶寒发热；或火胜目赤目以致目视眈眈等，根据不同证候及病情、病程选用桂枝汤、麻黄汤、柴葛解肌汤，或大青龙汤、大柴胡汤及小柴胡汤等。黄氏治疗眼病中既体现了仲景经方"有是证，用是方"的方证相应基本思路，也据证变通，经方、时方灵活选用。例如，治疗朋友的凝脂翳变（匐行性或绿脓杆菌性角膜溃疡）："患者初夏暴得，服驱风散热之剂反剧，前医又投补中、四物、六味等汤无效进而增剧病情。黄氏遂以大承气汤下三黄丸五钱，服无响应，再服略下，痛稍减；复如前药，日进两剂，至大利乃止。止者头目痛攻顿除，然后散以八正、逍遥丸以退云"。

3. 现代中医眼科和经方。眼科名老中医陈达夫先生对《伤寒论》研究深入，所著《中医眼科六经法要》首创六经辨证在眼科的运用。其认为《伤寒论》六经辨证是中医识别一切疾病的纲领。三阳目病（太阳、阳明、少阳）多见于外障，三阴目病（太阴、少阴、厥阴）多见于内障。其还建立了内眼结构和脏腑相属的学说，如视神经、视网膜、虹膜属肝，黄斑属脾，脉络膜属心，玻璃体属肺，房水属胆。

陈老认为六经辨证方法应涉及几个方面："有从六经经络所经的表现来辨的，有从仲景的六经方药来辨的，有从伤寒的病理来辨的，有从眼中的自觉异色来辨的。总之，都是以六经来包括脏腑。"眼科六经理论统率五轮、八廓、经络、脏腑、八纲等辨证方法，既提纲挈领，执简驭繁，又熔局部辨证与全身辨证于一炉，增强了眼科辨证论治的整体性和灵活性。

陈老提出的内眼结构和脏腑相属的学说尚待更多临床实践及随机对照研究验证，但其擅长运用六经辨证治疗多种眼病的临证思路，启迪后学要重视中医经典论著的研读、传承和发扬。

先师韦文贵的学术思想也不同程度受到经方派的影响，其组方精悍，从不庞杂。自制的 57 个验方中，6 味以下者 10 首，7～11 味 37 首，即组方不足 12 味的处方占 82.5%（47/57）。韦氏所选常用方中也散见部分经方，如《金匮要略》的三黄汤、酸枣仁汤、肾气丸等，《伤寒论》中的大承气汤、理中汤、小柴胡汤、吴茱萸汤及四逆散等。临证中常根据不同证型和所伴随证候，验方经方、验方时方或经方时方择优化裁合用。

其他中医眼科前辈在各自编写的中医眼科著作中，也不同程度转载了多张经方。采用经方为主治疗眼病的病例报告或临床研究，探讨仲景组方心法在中医眼科的应用，以及对中医眼科学发展的影响等，近年也散在文献报道中。遗憾的是，我们在审阅投稿者论文时发现，所称经方治疗某眼病的方剂中，实际已加入比原经方药味更多或加倍于原方的中药，甚至大加大减，导致实际已无法无方，远离了经方运用的方证结合原则。

反之，查阅《黄煌经方使用手册》（第4版）附录六中有关经方研究的834篇参考文献，可以发现日本汉方医学十分重视对我国经方的临床研究，无论是随机对照研究，还是临床个案或系列病例报道，合计占据了大部分文献。其中也有急性期内麦粒肿患者、继发性干燥综合征、过敏性结膜炎、老年性白内障围手术期等涉及眼病的大量研究论文。例如，日本一项随机对照研究纳入26例急性期内麦粒肿患者，在常规的抗生素加激素眼药水的基础上，对其中16例同时给予排脓散及汤，结果发现排脓散及汤可显著加快症状缓解（从5.5天±4.1天缩短至2.2天±0.9天）。另一项随机对照研究纳入847位继发性干燥综合征患者，424例服用麦门冬汤，423例服用溴己新，疗程为12个月。研究发现，麦门冬汤能够显著增加唾液和泪液分泌，改善干燥、雷诺综合征、关节痛、咳嗽咯痰、四肢冷等主观症状。

我认为，经方作为六经八纲思想指导下的方证相应学说所形成的较成熟的相对独立而完善的理论体系，是值得重视和理应给予更多关注的。近20年来，围绕经方的以内科系统为主的学术会议、经方论坛或经方沙龙、经方高级研修班及国际经方交流会议等方兴未艾，我们也注意到，近年探讨专病如皮肤病、糖尿病及咳嗽的六经辨证规律亦有专题报道。

经方是以六经辨证为纲，但六经辨证中实际已内涵或多或少，或侧重某病症的其他辨证内容，如八纲辨证、脏腑经络辨证，以及对外感病辨治为主的卫气营血辨证和三焦辨证等。因此，仲景经方也可用于伤寒、温病以外的更广泛的内科杂病，以及包括眼科在内的五官科、外科、妇科、儿科等临床各科疾病（见前述）。总之，无论经方、时方或验方，自古至今难以计数，但"千方易得，一效难求"。根据中医整体观念和辨证论治宏观框架，只要理、法、方、药正确适时，即可能药达病所，药到病除。

最后还应再次强调的是，作为眼科疾病，尤其是眼内病变，受历史条件所限，从古代直至新中国成立前，中医眼科在诊断上缺乏精确望诊仪器，难以窥见和鉴别眼底多种重要的可致盲疾病。其中，部分眼底病变可能是糖尿病、高血压的早期征象；或全身自身免疫性疾病的并存病变，如系统性红斑狼疮。而双眼视盘水肿可能是潜在的危及生命的颅内肿瘤的体征之一。自古中医感叹"内障难治者，外不见症，无下手处也。且内障之人，二目光明，同于无病者，最难分别……"（《审视瑶函·内外二障论》）。因此，经方在眼科的应用也要与时俱进。我认为，任何经方用于眼病，特别是眼内疾病之前，务必按照中医眼科诊疗眼病的"三辨"思路，即辨病、审因、辨证，方可有助于病情逆转或改善，至少不会贻误病情。

第十一章　韦氏三联九针针法

学生： 您临证中有许多各地慕名就医的疑难杂症或久治难以取效的慢性眼病患者，您是如何处理这些病例的呢？为什么有的眼病在服用中药的同时需要协同应用针灸治疗？以及对于慢性眼病，应该如何用药呢？

老师： 我把几个问题结合在一起解答。由于受大多数群众有"急病重病找西医，慢性疾病及养生调理找中医"的习惯理念影响，中医系统医院接诊的许多患者或是西医医院已看过，又就诊于中医院；或是部分疑难疾病或重病曾辗转多家医院后最终选择中医诊疗。例如眼科的视神经疾病、反复发作的葡萄膜炎、年龄相关性黄斑变性、青光眼、获得性眼肌麻痹等，这些眼病个体就诊前基本都进行过各种相关治疗，但疗效不满意或无效；也有医生认为某些眼病西医无有效疗法，建议转诊看中医。我个人的门诊中 75% 的患者来自全国各省市，多属重复使用多种药物治疗无效或手术后病情仍进展的难治性眼病或陈旧痼疾。这些患者满怀期待而来，求医心切。

首先，应慎重客观地评价患者的眼病在当前医疗技术水平是否还有助于挽救视功能。如果视神经萎缩已无光感日久，且电生理视觉诱发定位波形已熄灭，则应耐心仔细地向患者说明病情已无治疗意义，以获得患者的充分理解，避免盲目求医。若通过全面四诊审视病情后确认仍有治疗价值，则应制定可能有助于病情改善的治疗方案。

对于急性眼病，必须"急则治其标"，迅速辨病审因后抓住主证，采用中西医结合的方法"迎头痛击"，以迅速解除病痛和对视力的危害。例如，闭角型青光眼急性发作时，患者眼痛难忍加之超高的眼压（通常可达到

≥ 50mmHg）可以在一夜之间使患者永久失去光明，此刻当务之急就是尽快手术降低眼压，同时可用中药缓解患者眼痛、头痛、纳呆、失眠等症状。对于前述慢性眼病，"缓则治其本"不能仅从字面上解读，所谓"治本"还应特指继续寻找隐匿的病因。例如，视神经萎缩（中医称青盲）的病因包括缺血、外伤、炎症、感染、中毒、遗传及颅内或眶内肿瘤等多种因素，只有明确病因后对因消除隐患才能事半功倍，否则治疗不仅徒劳无功，还可能延误加重病情。同时，慢性眼病都是急病反复迁延为慢病或逐渐发展而来的。俗话说"去病如抽丝"，治疗不求急功近利，我主张中药配合针药缓图其功。

针药并举历代中医都有先例或提倡。早在《内经》就有"汤药攻其内，针灸攻其外，则病无所逃矣"的记载。《伤寒论》第二十四条说："太阳病，初服桂枝汤，反烦不解者，先刺风池、风府，却与桂枝汤则愈。"《金匮要略·脏腑经络先后病脉证》说："若人能养慎，不令邪分干忤经络，适中经络，未流传脏腑，即医治之，四肢才觉重滞，即引导、吐纳、针灸、膏摩，勿令九窍闭塞。"《备急千金要方》曰："……针灸不药，药不针灸，亦非良医也。"这些均说明了汤药、针灸并用治疗五脏六腑病证，尤其是复杂的病证或急重病证的重要性。

最后谈这类慢性眼病的用药方法，记得名老中医岳美中曾言："治急性病要有胆有识，治慢性病要有方有守"。在古人医案中治疗慢性疾病，常见到30剂或50剂而愈，甚至百余剂而愈。对久虚积损或病情反复迁延的眼病，绝非药投数剂（2～4周）即可奏效。久病必虚，病久多郁。黄庭镜在《目经大成·治病必求其本论》中直言："病属于虚，宜治以缓，盖虚者精夺，唯一于补，且无近功，故治虚无巧法，亦无速法。"对慢病可能需要长期守方或定期随证变通处方。这既要有医生的准确前瞻和订立，也要患者依从性强和能按时复诊调方。我临证中对初诊患者通常先开7剂中药，行动不便或家离医院很远者开14剂。复诊2～3次，根据病情及服药反应或守方或改为适宜长期服用的药方，可开15～30剂。疗程按不同眼病严重度和证型变化，最短2个疗程（2个月），通常3～6个疗程，最长可达10个疗程以上。需要说明的有两点：①所称3～6个疗程并非天天服中药；初诊或前几次复诊一般要求每天坚持服药，3～4个月，根据病情或隔日服1剂药，或每周服2天2剂（隔3天服1剂），或服1个月药后停1～2个月再服。②无论短期还是长期处方，服药停药时间长短有别，但自始至终不变的是抓主证，定主治，用主方。

学生：请老师解读一下近10年内您临证常用的韦氏三联九针法的理论基础、选穴配穴思路、针刺手法及操作要领。

老师：针灸治疗眼病是中医眼科专病治疗的珍贵医学遗产，也是其专科特色之一。从国内中医系统医院来看，有的是针灸科兼治眼病，也有中医眼科直接针灸治疗眼病，还有眼针或腹针医师在主要治疗全身脏腑疾病的同时，也兼治部分眼科疾病。但我认为，只有具备中医（尤其是中医眼专科）基础理论及技能，并熟悉西医眼科组织解剖和眼病诊疗的中医或中西医结合眼科医师，才更有从事针灸治疗眼病的话语权。

韦氏三联九针是《燕京韦氏眼科学术流派》工作室团队治疗多种眼病，尤其是视神经视网膜退行性疾病的重要针灸处方，也是在传承基础上长期临证实践行之有效的针灸经验处方。以下我把韦氏三联九针法的理论基础、选穴配穴思路、针刺手法及操作要领分别在各联中结合在一起简要论述。

一联：近眼三针，包括睛明（或上睛明）、承泣（或球后）及上明穴。

睛明穴为足太阳膀胱经起始穴。睛，指该穴所在部位及穴内气血的主要作用对象为眼睛；明，光明之意。睛明意指眼睛接受膀胱经的上行气血而变得明亮。其气血乃体内膀胱经吸热上行的气态物所化之液，性温热。膀胱经之血由本穴提供于目窍，使目系受血能明视。同时，睛明穴为手足太阳、足阳明、阴跷、阳跷五脉交会穴（《素问·气府论》），故本穴内同时具有温热的天部水气与地部经水（血），实为眼病治疗的第一要穴。

承泣穴为足阳明胃经的第一穴，是该经直达目珠和下眶缘间隙的眼病要穴，也是阳跷、任脉、足阳明的交会穴。穴名意指胃经体内经脉气血物质由本穴而出。其所属阳明经多气多血，胃经的体表经脉气血运行是由头走足，为下行，而气血物质的运行则为散热上行。气血物质的阴阳相济之性同于跷脉，故为跷脉足阳明之会。本穴物质即为胃经体内经脉气血升腾所化，并上注于目窍，故有宣通气血、利窍明目之功。

上明穴属头部奇穴，尤善治疗眼疾，有明目利窍之功效。

该 3 穴均比邻眼球，共为近眼三针，历来是针刺治疗眼底病极为重要的组穴。刺法上根据《素问·刺要论》所指："病有浮沉，刺有浅深"，多采用深刺法，意在直达病所，疏通目络气血、宣畅气机。具体进针、行针手法等可参考已发表论文。

二联：眼周透三针（或称眶缘透三针），即丝竹空透太阳、阳白透鱼腰、四白透下睛明。丝竹空、阳白和四白分别是足少阳胆经和足阳明胃经中用于头面部眼周治疗眼疾的重要腧穴。

足少阳胆经起于目外眦，行程从足向上至头，到达眼周循行于头部，入于耳中；足少阳经别散于目，系目系。肝开窍于目，"足厥阴肝经连目系"，足少阳经与足厥阴经相为表里，故目疾多取胆经穴位。

丝竹空为手少阳三焦经与足少阳胆经的交会穴。

阳白为足少阳胆经与阳维脉的交会穴。

所透穴鱼腰、太阳、下睛明皆为经外奇穴中治疗眼病的要穴。

手法上均采用平刺横透法进针，针体横卧小于 15° 角，缓缓透针至对穴。《玉龙歌》对横透法有生动描述："偏正头风痛难医，丝竹金针亦可施，沿皮向后透率谷，一针两穴世间稀。"根据不同眼病，亦可采用丝竹空透鱼腰，阳白透攒竹，四白透球后或瞳子髎等方法。由于横透法刺激面积较广，一针贯穿两穴，给予机体刺激作用也较大，有助于强化针效亦可减少针刺破皮次数，减轻患者刺痛感。眼周多为足阳经之穴和经外奇穴，透刺选足阳经之穴横透经外奇穴，更可引导阳经的气血灌入经外奇穴，加强穴位疗效。

三联：全身辨证取穴和（或）远端循经选穴。《针灸问对》指出，"病随经所在，穴随经而取，庶得随机心变之理"。目窍通过经络和五脏六腑联系密切，从现代医学认识来看，视网膜视神经是大脑皮质向眼内的延续，目窍和颅脑的血液供应同源于颈内动脉的入颅分支。因此，三联并非拘泥于仅取三穴，应根据病情及症候，从风池、目窗、翳明、合谷、足三里、光明、太冲、行间、三阴交、地五会等穴位中，选取 3～5 穴。

以青盲病为例，对病情重，病程迁延导致情志不畅、脉络不通、精血渐亏者，可取足三里、三阴交、合谷，多用补法，调理肝脾，补益气血。此 3 穴均为十总穴之一。

足三里穴为"足阳明胃经"之合穴，《灵枢·九针十二原》云："所入为合。"胃经气血在此穴形成较大的气血场，具有调理脾胃兼顾补益气血之功。

三阴，足三阴经也；交，交会也。三阴交穴名意指足部的 3 条阴经（足太阴脾经、足厥阴肝经、足少阴肾经）中气血物质在本穴交会。

合谷，属于手阳明大肠经之原穴，亦有"面口合谷收"之说，即合谷可治面口诸病。

对肝气郁结较重者，可加取太冲、合谷、风池，多用泻法，疏肝解郁，利胆明目。《内经》有"肝受血而能视""肝气通于目，肝和目能辨五色"及"肝足厥阴之脉……连目系"等论述，故太冲作为肝经的输穴、原穴对于治疗视神经疾病尤为重要。而《针灸大成》提到："四关四穴，即两合谷，两太冲穴是也。"合谷主气，太冲主血，四穴合用，即可疏肝气、又补肝血，亦是绝佳配伍。

风池穴是胆经经穴，又是足少阳经和阳维脉的交会穴，针刺该穴使针感循经传至眼区而效佳，所谓"气至病所"。临床上对于精血不足、情志不畅皆有的患者，亦可 2 组穴位交替使用，或根据病情选取 3～5 穴。手法上依从证型，或虚者补之，或实者泻之，亦可平补平泻。对于幼童因体位好动及头颈后部发育等情况，可选取同属足少阳胆经的率谷穴平刺或选翳明穴直刺。

学生：三联九针法在眼科临床中做过系统的观察研究吗？

老师：近年我科围绕三联九针法先后完成了多项临床和实验研究。一项针对视神经萎缩的随机分组对照研究显示，三联九针治疗组在视力和视野改善方面明显优于对照组（$P < 0.05$）。另一项研究提示，三联九针法治疗不同病因的视神经萎缩均有疗效，但不同病因的疗效存在差异。动物实验探讨了三联九针对造模后外伤性视神经损伤大鼠 FVEP 的影响，证实采用该针刺法治疗可较早缩减其 FVEP 电生理信号 N2 波与 P2 波的波峰延迟，提高 P2 波振幅，具有改善视神经传导功能，保护尚未变性坏死的神经节细胞的作用。

　　韦氏三联九针通过不同的化裁亦可应用于其他多种眼病。我们的1项随机对照研究结果显示，三联九针配合七叶洋地黄双苷滴眼液组和仅用七叶洋地黄双苷滴眼液组比较，2组不同程度地改善了老视性视疲劳患者的症状及其正、负相对调节和调节幅度，使患者调节储备力增加并增大患者的调节放松能力，但前者疗效明显优于后者。然而，在改善调节滞后方面，两组无显著差异。

　　至今，我科采用三联九针法治疗眼病的临床和基础研究已在《中国针灸杂志》《中国中医眼科杂志》及《中华眼视光学与视觉科学杂志》等发表论文12篇，并有先后几项中标的国家级研究课题。期待这一创新针灸疗法能为更多的疑难眼病患者带来福音与光明。

　　学生：您能再总结一下韦氏三联九针法治疗眼病的临证特色及具体应用的注意事项吗?

　　老师：三联九针法除继承传统针灸治病的基本原则外，更凸显了眼病针刺重在病位局部及近端选穴的特点，明确了治疗眼病也应远近结合循经取穴，辨证施治灵活配穴的临证思路。

　　1. 选穴组方依据明确。在历代书籍及现代文献中，针灸治疗眼病基本都是在病症下罗列多少不等、大同小异的腧穴名；也有认为无须辨证取穴，即使是疑难眼病仅针1～2个穴位即可取效；反之还有对眼病采用"天女散花"似的，每次在头面、腹背密集针刺近百穴。坦率而言，这些针灸选穴大多缺乏中医基础理论的诠释和依据，更缺少设计较严谨的临床结合试验的互为印证，常使后学者无所适从，难以抓住针灸治疗眼病的主流方向。韦氏三联九针法所形成的较完善的针灸处方，既遵循中医和经络理论，又突出专科疾病针刺特点，且选穴精练明确，使其经验系统化、标准化，有利于理解临证思路和促进临床推广应用。

　　2. 三联九针所选腧穴和现代解剖学神经分布"殊途同归"。三联中的一联和二联选穴分别与视神经、交感神经、面神经及支配眼球运动的动眼神经、外展神经及滑车神经比邻或紧靠其旁，针刺按神经干走向和分布或局部解剖选穴可强化局部刺激。

　　3. 组穴巧妙。针灸作为中医学的重要组成部分，应和中医诊疗的理、法、方、药四大要素一样有完整的针灸治疗体系。正是基于这一理念，三联九针法的产生，既体现了中医整体观、辨证论治的总体治病原则，也符合针灸治病自身的特色思路。三联九针作为一个明确的针灸处方，其三联所用穴位亦类似中药方剂的君、臣、佐、使。

一联为君，包括睛明、上明、承泣，3穴均为眼周附近穴位，"其穴所在，所治其病"，此3穴主要治疗眼部疾病，将膀胱经、胃经气血灌注目系，具有明目退翳利窍等作用，对视神经视网膜退行性疾病起主要治疗作用。

二联为臣，包括阳白透鱼腰、四白透下睛明、丝竹空透太阳，这些穴位也均为近端穴位，但运用透刺的穴位增强刺激，既辅助一联增强其宣通气血、利窍明目的作用，也扩大刺激范围而疏通眼周经络，起到加强疗效的作用。

三联为佐、使，经脉所过，主治所及。三联腧穴除风池穴外，远端穴虽然没有近眼刺激的针感，但根据循经辨证论治，或补益肝肾、调补气血，或疏肝理气、调畅情志，意在疏通经络，从整体调整身体的阴阳失衡、气血亏虚、气机阻滞的状态，从而强化一联和二联的治疗作用。

总之，韦氏三联九针组穴点面结合，重视局部，兼顾全身；针刺既可使气至病所，又可直接针刺病所。

最后，提醒同学们在具体针刺时要注意的事项。三联九针中一联的3穴最常用，但因比邻眼球，其针刺途径也和眶内血管分布运行交叉或紧贴，故针刺手法轻重要适度，要掌握一定技巧以达到无痛进针并避免出血。因腧穴均靠近眼球，施针前患者心理上会有些紧张，若疼痛感明显，患者恐惧情绪增加，会降低对医生的信任度和依从性，影响疗效。近眼三针不宜用提插等刺激强烈的行针手法，达到既定深度后以原位轻度捻转为主，并可运用弹法、刮法、飞法等促进得气并加强经气感应。在此特别强调，个别医生提出的睛明穴必用深刺法强刺激，甚至刺出血才最有效的论点是有害无益，违背科学的，不应提倡；应根据患者病情、年龄、肌肉丰厚程度，尤其是眼局部具体解剖结构决定针刺深度。若患者有高度近视、甲状腺相关突眼、反复发作的巩膜炎及做过内眼手术等眼球较大、球壁较薄的情况下，更应慎重进针行针。